César Millán
LECCIONES DE LA MANADA

Autor de *El encantador de perros,* bestseller #1 del *New York Times*

César Millán
LECCIONES
DE LA MANADA

Historias de los perros que cambiaron mi vida

Con Melissa Jo Peltier

AGUILAR

Lecciones de la manada
Historias de los perros que cambiaron mi vida

Título original: *Cesar Millan's Lessons From The Pack*
Publicado por acuerdo con National Geographic Partners

Primera edición: julio de 2017

D. R. © 2017, Cesar's Way, Inc.

D. R. © 2017, Cesar's Way, Inc. derechos de edición mundiales en lengua castellana:
publicado por Penguin Random House Grupo Editorial, S.A. de C.V.
Blvd. Miguel de Cervantes Saavedra núm. 301, 1er piso,
colonia Granada, delegación Miguel Hidalgo, C.P. 11520,
Ciudad de México

www.megustaleer.com.mx

D. R. © Melissa Farris / Nicole Miller, por el diseño de cubierta
D. R. © Jason Elias / Cesar's Way, Inc., por las fotografías de portada
D. R. © 2017, María Andrea Giovine, por la traducción

Algunos nombres y detalles identificadores han sido cambiados
para proteger la privacidad de individuos y organizaciones.

ISBN: 978-607-315-520-5

Impreso en México – *Printed in Mexico*

El papel utilizado para la impresión de este libro ha sido fabricado a partir de madera procedente de bosques y plantaciones gestionadas con los más altos estándares ambientales, garantizando una explotación de los recursos sostenible con el medio ambiente y beneficiosa para las personas.

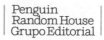

Para honrar el espíritu de los perros, y con gratitud
por todo lo que han hecho por mí y por mi familia,
quiero dedicarle este libro a Daddy,
mi conmovedor maestro canino.
Él creía en sí mismo, creyó en mí
y me enseñó a auxiliar a otros.
Daddy, por favor continúa ayudándome
a ser tan sabio y bueno como lo fuiste tú.
Caminar a tu lado fue un privilegio para mí, amigo mío.
Todos te extrañamos, especialmente yo.

Dios les dio a los animales una sabiduría
que está más allá de nuestro entendimiento:
Ellos saben de manera innata cómo vivir,
algo que nosotros debemos aprender industriosamente.
—Margaret Atwood,
"Dios les dio a los animales"

Índice

Los animales entran a nuestras vidas preparados para enseñar y,
lejos de sentirse agobiados por su incapacidad para hablar,
siempre encuentran distintas maneras de comunicarse.
De nosotros depende escucharlos más que oírlos,
mirar en su interior, más que sólo verlos pasar.
—Nick Trout,
Love is the Best Medicine

Conoce a tus nuevos maestros

Cierra tus ojos conmigo, sólo por un instante. Cierra tus ojos e imagina un día como éste:

Amanece y las aves matinales trinan afuera de tu ventana mientras tú te despiertas naturalmente, sin necesidad de que una alarma te indique a qué hora debes comenzar tu día. En cuanto la luz solar llega a tus ojos, te embarga una mezcla de emoción, alegría y expectación. Llevas a cabo tu rutina de yoga sin interrupciones; estiras y relajas todos los músculos de tu cuerpo antes de salir apresuradamente a hacer tu ejercicio de la mañana.

Mientras caminas por el vecindario y disfrutas enormemente de tu buena salud, aprovechas cada instante para inhalar el aire fresco, y el aroma de las flores, el pasto y los árboles que te rodean. A pesar de que es el mismo paseo que realizas todas las mañanas, hoy lo aprecias como si lo estuvieras viviendo por primera vez. Ves a tus amigos y a tus vecinos, y te detienes a saludarlos con entusiasmo, de la misma manera que ellos lo hacen contigo. También están emocionados por el día que tienen por delante.

Cuando regresas a casa para desayunar, encuentras a tu familia esperándote. Saludas a todos con un amor ilimitado y aún con más gozo que a tus vecinos. Los abrazas, los besas y les haces saber cuánto los adoras y los aprecias, y luego todos salen corriendo al patio y celebran que estarán juntos un día más. Ésta es tu rutina matinal de todos los días porque, ¿para qué es la vida sino para compartir esta increíble sensación de asombro y gratitud que te embarga, con la gente que más amas?

Llega la hora de ir a trabajar. Llegas un poco antes ¡porque adoras lo que haces para ganarte la vida! Es algo que te da una gran sensación de orgullo y autoestima. Saludas con calidez a cada uno de tus colegas. A pesar de que por fuera son sumamente distintos a ti —tienen pesos y medidas diferentes; son de diversos colores, razas y religiones—, todos comparten la noción de que pertenecen a una sola especie y de que tienen un propósito común. Respetas a toda la gente con la que trabajas, desde quienes hacen los trabajos de intendencia hasta el director ejecutivo, que también tiene esta actitud de aceptación. La filosofía de tu empresa dicta que cada uno tiene un papel fundamental en la labor que desempeña, y que las ganancias y beneficios deben distribuirse de manera justa entre todos.

De vez en cuando llegas a tener diferencias con alguien del trabajo. Tal vez porque tiene algo que tú deseas o porque hace algo con lo que no estás de acuerdo. Sin embargo, en tu empresa la gente no se apuñala por la espalda; no hay conspiraciones silenciosas ni cuchicheos junto al dispensador de agua. No, para nada. Cuando tú y un colega tienen diferencias, hablas directamente con él o con ella, incluso si eso implica una breve disputa. Ésta terminará en unos cuantos minutos, la situación se resolverá y todos continuarán con su día sin rencor ni resentimientos.

Parece un mundo perfecto, ¿no es verdad? Y tal vez un mundo imposible; es como una especie de cuento de hadas urbano.

Aunque no necesariamente. La situación que acabo de describir es una fotografía de lo que podría ser la vida si los humanos la abordáramos de la misma forma en que lo hacen los perros.

Porque los perros nos enseñan qué tan buenos podemos ser.

En los últimos diez años he escrito seis libros sobre el tema del comportamiento canino, y casi todos ellos llegaron a ser bestsellers de *The New York Times*. Todos contienen historias acerca de los muchos perros que he rehabilitado en este tiempo y de las técnicas que he usado para ayudarlos. En esos libros yo fui el maestro, pero este libro es distinto. Aquí los perros no son estudiantes sino maestros. Nuestros maestros. En las siguientes páginas compartiré, por primera vez, algunas de las enseñanzas más importantes que los perros me han impartido.

Nuestros perros están justo frente a nosotros todos los días, mostrándonos con sus acciones cómo vivir mejor. Sin embargo, nosotros rara vez les prestamos atención. No les atribuimos el valor que merecen porque pensamos que sabemos mucho más de la vida, y porque creemos que lo que podemos enseñarles es infinitamente más de lo que podríamos aprender de ellos.

De hecho, ¡invertimos una enorme cantidad de energía tratando de que nuestros perros sean más como nosotros! Por ejemplo, les enseñamos nuestro lenguaje pero casi nunca nos tomamos la molestia de aprender el suyo. Les enseñamos a sentarse, a permanecer en un lugar, a venir a nosotros y a caminar detrás nuestro sin alejarse, pero siempre de la manera que más nos conviene a nosotros, no a ellos. Los consentimos como niños aunque a ellos no les importa quién tiene los juguetes más lindos, y los vestimos con ropa de diseñador pese a que la moda les interesa un cacahuate.

En mi opinión, es totalmente ilógico; les estamos enseñando a nuestros perros a comportarse como nosotros, a pesar de que ni siquiera tenemos la capacidad de sostener relaciones felices con los miembros de nuestra propia especie. Por naturaleza, los perros están diseñados para valorar cualidades como el honor, el respeto, la capacidad de mantener rituales, la honestidad, la confianza, la lealtad y la compasión. Ellos entienden de una manera instintiva la importancia de la jerarquía en la manada, así como el valor de las relaciones mutuamente benéficas. Entonces, en lugar de enseñarles lo que pensamos que deberían aprender de nosotros, ¿por qué no darnos la oportunidad de aprender de ellos?

Estoy escribiendo este libro porque creo que ha llegado la hora de que empecemos a ver a nuestros perros como maestros. Los perros tienen todas las cualidades que decimos que queremos tener pero que, al parecer, somos incapaces de desarrollar. De hecho, los perros viven obedeciendo día con día un código moral al que los humanos sólo aspiramos. Y para colmo, creo que a menudo nos entienden mejor de lo que nos entendemos nosotros mismos.

Sócrates dijo: "Conócete a ti mismo", pero a mí me gustaría cambiar un poco su recomendación. Si quieres conocerte a ti mismo, ¡conoce a tu perro! Porque, después de todo, tu perro te conoce mejor que las otras personas en tu vida y, de hecho, él sí ha visto a tu verdadero *yo*. Verás, tu perro se sabe de memoria tus rutinas; tu perro sabe leer tu lenguaje corporal y tus emociones, e incluso tal vez lo hace mejor que tú mismo. Y por si eso fuera poco, tu perro revela tus pensamientos inconscientes ocultos y es un espejo de lo más profundo de tu alma.

Ningún filósofo nos comprende con tanta profundidad
como los perros y los caballos.
—Herman Melville

La evolución de un maestro

Los perros se han convertido en nuestros mejores maestros porque se han visto en la necesidad de analizar diligentemente el comportamiento humano durante siglos. A lo largo de miles de años de evolución, han aprendido a estudiar a nuestra especie para poder cooperar y cohabitar con nosotros exitosamente.

Piénsalo: los perros han acompañado a nuestra especie en migraciones de miles y miles de kilómetros; han cazado con nosotros, han arreado a nuestro ganado y defendido nuestros territorios. Han caminado a nuestro lado, y en cada etapa del trayecto se han adaptado igual que nosotros; nos siguieron cuando dejamos de ser cazadores y nos convertimos en agricultores, y luego, cuando nos industrializamos y empezamos a vivir en ciudades.

En todos estos años, los perros han llegado a conocer nuestros hábitos casi tan bien como los suyos. Han aprendido a leer nuestras posturas corporales y a entender los matices de nuestra voz. Para sobrevivir, tuvieron que convertirse en los expertos mundiales en todo tipo de comportamiento humano. De hecho, estoy convencido de que si los perros pudieran hablar nuestro idioma, serían nuestros mejores psicólogos, amigos y maestros.

En el mundo hay más de cuatrocientos millones de perros, y aproximadamente una de cada cuatro familias en Estados Unidos posee uno. No importa si eres rico o pobre, creyente o ateo, o si vives en una gran ciudad o en un ranchito en provincia: los perros saben cómo cooperar y vivir en cualquier lugar con nosotros.

Gracias a su capacidad de adaptación, los perros se encuentran entre los únicos animales que han podido coexistir felizmente con los humanos durante decenas de miles de años. En su esclarecedor libro, *The Genius of Dogs*, los investigadores científicos Brian Hare y Vanessa Woods presentan la teoría de que cuando los lobos prehistóricos empezaron a evolucionar para convertirse en el animal que conocemos hoy en día, "domesticaron" a los humanos en la misma medida en que nosotros los domesticamos a ellos. Los lobos se dieron rápidamente cuenta de que si nos ayudaban a cazar, a arrear nuestro ganado y a proteger nuestros hogares, también habría una recompensa para ellos: alimento y comida. Con el paso del tiempo, esta situación evolucionó y se transformó en un afecto entre especies.

Imagina el momento en que, hace aproximadamente 34,000 años, aquel primer lobo inteligente o protoperro comprendió que, con tan sólo ayudar a esa peculiar criatura erguida a hacer lo que los lobos ya hacían de por sí todos los días —cazar, explorar, rastrear y proteger a sus familias—, todas sus necesidades de vida estarían cubiertas. Y así fue como, de pronto, los lobos que no les temían a los humanos o que no los hacían sentir amenazados, tuvieron una ventaja por encima de sus primos más "salvajes". Es una situación en la que todo mundo ha salido ganando hasta la fecha.

Por desgracia, aunque nuestros perros se han esforzado en entendernos para conservar su lugar en nuestro mundo, nosotros no siempre les hemos extendido la misma cortesía. La mayoría de mis clientes llegan a mí pensando que no tienen nada que ver con los problemas de sus mascotas pero, en casi todos los casos, las dificultades de un perro empiezan con los dueños. Independientemente de su profesión o antecedentes culturales, la gente con la que trabajo siempre me pide lo mismo: "¡César, por favor, por favor, ayúdale a mi perro!" Lo que tienen que comprender, sin embargo, es que, antes de que yo pueda ayudar a sus perros, ellos tienen que aprender a ayudarse a sí mismos.

La evolución de nuestro mejor amigo

En cada etapa de la evolución, los perros han estado a nuestro lado observándonos y aprendiendo a evaluar nuestra energía. Cuando necesitamos protección, encontraron la manera de comunicarse con nosotros para advertirnos del peligro que se avecinaba; cuando necesitamos transportación, aceptaron con valentía jalar nuestros trineos y vagones; y cuando necesitamos compañía, dieron un paso al frente y aprendieron a ser nuestros mejores amigos.

Conforme la civilización humana fue evolucionando, cada vez necesitamos menos de los perros para realizar las tareas físicas de antaño, sin embargo, ellos siguen adaptándose a nuestros dilemas modernos hasta la fecha. Los perros nos ayudan a detectar enfermedades y a llevar a cabo misiones de búsqueda y rescate; nos ofrecen terapia de consuelo en los hospitales y nos brindan compañía y ánimo en el hogar.

Nuestra relación con los perros siempre ha implicado una conexión más profunda que la que podemos tener con otras mascotas como los peces dorados, los hurones, los animales de granja, e incluso, con los gatos. Es posible que, debido a que ambos somos especies sociales, los humanos y los perros comprendemos y apreciamos lo que significa confiar en otros y ocuparnos de ellos.

Con el paso del tiempo, los perros han dejado de ser ayudantes para convertirse en compañía, y luego, en miembros de nuestras familias. Ellos tienen una perspectiva de la vida que, además de ser engañosamente simple, nos ofrece un atisbo ideal a lo que la confianza, el respeto, la devoción y la lealtad deberían implicar en nuestras relaciones personales. Por todo esto, resulta lógico que en su siguiente papel evolutivo se conviertan en nuestros más importantes maestros.

Creo que los perros son las criaturas más asombrosas
porque siempre nos ofrecen amor incondicional.
En mi opinión, son el modelo a seguir para vivir la vida.
—Gilda Radner

Las lecciones más importantes en la vida

Siendo niño aprendí lo que era el respeto gracias a los perros que merodeaban nuestro rancho; en esa época asimilé sus enseñanzas sobre cómo resolver conflictos sin confrontaciones, y sobre la conciencia de uno mismo en el entorno social. También aprendí lo que era la serenidad porque pude observar la pacífica manera en que cooperaba la manada.

Y si aprendí sobre la honestidad y la integridad, fue porque comprendí que estos animales se comunicaban entre sí de una manera sencilla y directa. Los perros fueron mi modelo a seguir y me ayudaron a convertirme en la persona que soy ahora. De hecho, hasta la fecha siguen impulsándome a ser un mejor hombre: mejor compañero, amigo, padre y maestro.

Para aprender de los perros primero tenemos que conectarnos con ellos, pero no desde una posición de superioridad. Necesitamos ser humildes y abrirnos a un tipo de comunicación distinto. Para aprender de los perros, o de cualquier otro animal, primero debemos esforzarnos por ver la vida a través de sus ojos, porque sólo así podremos entender su mundo.

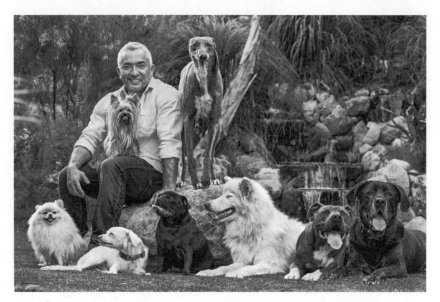

Entre los perros de mi casa y los del Centro de Psicología Canina, ahora me rodea una manada de hermosos ejemplares que no deja de crecer.

En la actualidad llevamos vidas demasiado complicadas. Nos enorgullecemos —con todo derecho—, de lo que puede ofrecer nuestra revolucionaria sociedad tecnológica, pero se nos olvida que ésta también puede alejarnos cada vez más de nuestra naturaleza instintiva. Consideramos que los empleos estresantes, los largos trayectos y las horas que pasamos agachados sobre las computadoras, son perfectamente normales. Nuestros niños pasan más tiempo haciendo tarea que jugando; y en lugar de salir a trepar árboles para relajarse, se quedan en casa, pegados a una pantalla de video. Tenemos casas que limpiar, mandados que hacer y deudas que pagar, pero si nos perdemos en esos detalles, jamás tendremos la oportunidad de ver el mundo con todos sus preciosos momentos de la forma en que los perros lo hacen de manera natural.

Tomando en cuenta todo lo anterior, creo que el secreto para la paz interior y la felicidad yace en el mundo instintivo, en el que los perros viven las veinticuatro horas del día, los siete días de la semana. Antes que nada, somos animales, y por lo mismo, nos damos cuenta de cuando algo no anda bien en nuestra vida, pero luego, en un intento desesperado por acallar el ruido y encontrar paz, leemos libros de autoayuda y nos automedicamos con comida, bebidas, drogas, apuestas y compras. El problema es que no nos damos cuenta de que los mejores modelos a seguir viven justo bajo el mismo techo que nosotros.

Los perros nos pueden ofrecer muchas lecciones de vida sobre, por ejemplo, la confianza, la lealtad, la serenidad y el amor incondicional; temas de los que hablaré en las páginas siguientes. Sin embargo, me gustaría, por encima de todo, compartir contigo ocho lecciones específicas sobre respeto, libertad, confianza, autenticidad, perdón, sabiduría, resiliencia y aceptación, que me han impartido algunos perros muy especiales en mi vida. Éstas son las lecciones que he aprendido de mis amados pit bulls Daddy y Junior; de un orgulloso y honorable perro de rancho llamado Paloma; de una pareja de enormes rottweilers llamados Cain y Cycle; e incluso de un pequeño bulldog francés llamado Simon. Por mi vida han desfilado muchos perros pero todos han dejado en ella una marca indeleble. Como verás, cada capítulo se enfoca en un paso concreto e inspirador de un viaje hacia el autodescubrimiento; un viaje que se basa en las lecciones que pueden enseñarnos nuestros perros.

Durante muchos años he hablado de líderes y seguidores, pero creo que llegó la hora de que "sigamos" a los perros, que adoptemos su visión del mundo, su estilo de vida y sus valores que, en realidad, son los valores sociales de la manada. El perro vive su vida de una manera generosa y siempre pone el bienestar de la manada por encima de sus propios intereses. Gracias a que saben vivir en el momento, en lugar de perderse y confundirse entre los árboles, los perros prefieren apreciar y disfrutar la belleza del bosque entero.

En este momento de la historia de la humanidad, resulta imperativo que adoptemos una visión del mundo similar a la de la manada porque necesitamos recuperar el sentido común, la simplicidad y la gratitud por todo aquello que poseemos. Hoy en día nos la pasamos posponiendo las cosas más importantes de la vida como la familia, la salud, la alegría y el equilibrio. Los perros hacen exactamente lo contrario: en cuanto perciben inestabilidad en el ambiente, en una situación o en una persona, actúan. Ellos no se ponen a pensar en lo que van a hacer para solucionarlo, sólo reaccionan de la misma manera que nosotros lo haríamos si tocáramos una llama. Además, en lo que se refiere a averiguar lo que sucede con las volátiles emociones del ser humano, los perros son verdaderos virtuosos.

Si las observamos con cuidado y las escuchamos con mayor detenimiento, nuestras amadas mascotas pueden convertirse en la clave de nuestro crecimiento personal y del conocimiento de nosotros mismos. La sabiduría de los perros es una medicina para el alma, sin embargo, vivimos en un mundo egocéntrico, y con frecuencia se nos olvida prestar atención.

Por todo esto, ahora te invito a que me acompañes en un viaje que te revelará una nueva forma de vivir la vida, una forma que se basa en las singulares y profundas enseñanzas que podemos recibir de nuestros perros.

Respeto

Querido amigo, somos el sol y la luna; somos el mar y la tierra.
Nuestro propósito no es convertirnos el uno en el otro sino reconocernos,
aprender a ver al otro y honrar a cada uno por lo que es:
nuestro opuesto y nuestro complemento.
—Hermann Hesse, *Narciso y Goldmundo*

Él tenía la misma apariencia que los otros perros del rancho: cabeza como de lobo, cola ligeramente enroscada, patas largas y un cuerpo esbelto como de coyote. Sin embargo, uno siempre se daba cuenta de que era Paloma por su pelaje color blanco puro cremoso, un tono completamente distinto a los pelajes café y gris del resto de la manada. Incluso cuando regresaba al atardecer de otro largo y caluroso día en el campo, y el sol comenzaba a ponerse detrás de él e impedía que su color se distinguiera bien, había algo que destacaba en ese animal. Cuando trotaba por la cresta de la pendiente y la tierra de los caminos bien andados, formaba una nube con cada uno de sus pasos. Era un perro que emanaba una dignidad excepcional.

Paloma siempre caminaba justo detrás de mi abuelo o a un lado, pero se mantenía delante de los otros hombres y perros, y se paraba tan orgulloso y erguido como los árboles de pitaya que salpicaban las colinas alrededor del estado de Sinaloa, nuestro hogar en Culiacán, en la costa oeste de México. Sus orejas siempre estaban aguzadas y alerta, y se movían de un lado a otro como discos satelitales en busca de señales. Mantenía la cabeza y el cuello erectos, pero incluso cuando se quedaba como estatua, sus ojos se movían y permanecían alerta a todo lo que lo rodeaba.

Paloma era el inequívoco líder de unos siete perros de rancho que vivían con nosotros, de la misma manera que mi abuelo era el inconfundible líder de su propia manada, la cual incluía a nuestra familia, a los perros y a los jornaleros. Paloma también era el lugarteniente de mi abuelo porque, aunque pertenecía a otra especie, a todos les quedaba claro que era el segundo de a bordo. Era algo que percibían tanto los perros como los peones.

En su papel de brazo derecho de mi abuelo, Paloma tenía una presencia imponente y contaba con el respeto y el reconocimiento de la comunidad. Al igual que mi abuelo, Paloma era un líder nato; era sereno y discreto pero indiscutiblemente, estaba a cargo. También como mi abuelo, Paloma trabajaba todos los días de sol a sol para ganarse el pan y, también como mi abuelo, era responsable de la seguridad y el bienestar de quienes estaban a cargo.

Yo era un niño muy pequeño. Vivía en el rancho con mis abuelos, mi madre, mi padre y Nora, mi hermana menor; y naturalmente, estaba fascinado con Paloma. Me gustaba observar su comportamiento con los otros perros: cómo corregía a los cachorros, cómo mantenía el orden cuando surgía un desacuerdo y, en especial, la manera en que respondía instintivamente a las necesidades de mi abuelo antes de que éste las comunicara siquiera. Recuerdo que cuando yo observaba profundamente los ojos color café claro de Paloma, sentía gran emoción cuando él me miraba de vuelta, no sólo como un animal sino como un alma sabia e insondable. En su forma de verme había un entendimiento, una sabiduría atemporal.

Recuerdo un momento en el que Paloma me habló con su mirada y me dijo: "Algún día serás el líder de tu propia manada."

UN GRAN SALTO CASI CUARENTA AÑOS DESPUÉS. Paloma y su manada se fueron hace mucho tiempo ya: la maldición de ser humano es que tendremos la posibilidad de sobrevivir a casi todos los perros que hemos conocido y amado. Afortunadamente, incluso ahora que estoy aquí sentado, observando las ondulantes colinas y valles que rodean mi Centro de Psicología Canina en Santa Clarita, California, puedo verlos. No como fantasmas sino como espíritus vivos e impetuosos cuya energía continúa vibrando en los cerros de esta tierra.

Al mirar atrás me doy cuenta de que la primera vez que experimenté el liderazgo, fue al ver cómo manejaba mi abuelo el rancho. Él no tenía que darle órdenes a la gente todo el tiempo como si fuera capataz; y cuando las cosechas se marchitaban por la escasez de agua, no se enojaba ni mostraba miedo. Gracias a su mano fuerte y firme, todos lo obedecían de buena gana, incluso los animales.

Paloma era el equivalente de mi abuelo en el mundo animal e inspiraba el mismo tipo de respeto. No tenía que ladrar ni gruñir para que los miembros de la manada lo siguieran. Los otros animales podían estresarse por el calor o el hambre, pero él nunca se veía ansioso ni asustado.

Ahora comprendo que mi abuelo y Paloma compartían un rasgo que, más adelante en mi vida, me esforcé mucho por adquirir: la capacidad de fomentar la confianza e inspirarles respeto a otros. Uno no puede ser líder a menos que se haya ganado el respeto a través de fomentar la confianza mutua, pieza angular de las relaciones humanas y caninas. Los líderes que fallan en este aspecto suelen recurrir a una autoridad basada en el miedo, la cual no funciona ni en el mundo animal ni en las relaciones entre humanos y perros.

Hace mucho tiempo, en la industria en la que trabajo se propagó el mito de que yo usaba un método de adiestramiento que tenía como base el "dominio". El problema es que cuando la palabra "dominio" se utiliza en referencia a los perros que dirigen a la manada, suele malinterpretarse y confundirse con "sometimiento" o "intimidación". Sin embargo, éste no es el tipo de liderazgo que aprendí de mi abuelo y de Paloma, y ciertamente, tampoco es el edificante liderazgo que defiendo. El liderazgo en la manada se construye con respeto y confianza, no con miedo y dominación.

El círculo de la vida

Yo nací en el rancho de mi abuelo en Culiacán, México; y ahí también pasé la mayor parte de los años formativos de mi infancia. La nuestra era una vida rural muy tradicional; trabajábamos todos los días para mantener el rancho en funcionamiento. Todos teníamos responsabilidades: mi abuelo, mi abuela, mi padre, mi madre e incluso nosotros, los chicos. Al principio sólo éramos mi hermana Nora y yo, pero tiempo después llegaron mi hermana Mónica y mi hermano Érick.

Recuerdo que mi abuelo era un trabajador agrícola arrendatario, lo que significaba que no era dueño de la tierra pero el propietario le permitía vivir ahí. Mi abuelo se levantó a trabajar absolutamente todos los días de su vida; ordeñaba a las vacas, criaba a los cerdos para comerciar con su carne, recolectaba huevos y cosechaba vegetales. A veces también trabajaba de noche como minero. Sobrevivió gracias a que intercambiaba su ardua labor por el derecho a usar la tierra y por las cosas esenciales que necesitaba para cuidar de su familia. Murió en el rancho a la edad de 105 años.

La forma en que mi abuelo subsistía, suena como sacada de una cápsula del tiempo, como traída del pasado distante y, de alguna forma, así es. Sin embargo, así sobreviven muchos en los países en desarrollo. Mis familiares lejanos en México, por ejemplo, siguen viviendo más o menos de la misma forma hasta la fecha.

Cuando yo tenía seis años, mi familia y yo nos mudamos a la ciudad de Mazatlán, a 200 kilómetros del rancho de mi abuelo, pero yo seguí pasando todos los veranos ahí hasta poco antes de cumplir los veinte años. Creo que sigo idealizando aquel tiempo hasta la fecha, y estoy convencido de que gracias a esos años que llevé una vida sencilla, aprendí lo que era el verdadero equilibrio y la felicidad.

La vida en el rancho, sin embargo, no siempre era idílica. Toda la familia trabajaba de sol a sol, y no había espacio para ninguna persona o animal que no pudiera responsabilizarse de sí mismo. Para el arreo de cabras y ganado, confiábamos particularmente en los perros; también para proteger las cosechas de carroñeros como ratones, conejos y pájaros; y para que nos alertaran si se acercaban depredadores o humanos desconocidos.

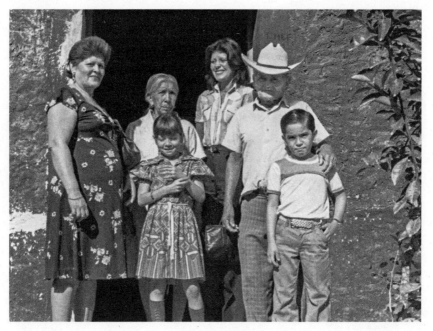

Mi familia compartía el trabajo y vivía en el rancho de mi abuelo en Culiacán, en la costa oeste de México.

De no ser por Paloma y su manada, tal vez mi abuelo no habría podido mantener contento al casero ni alimentar a nuestra familia.

Paloma se une a la familia

En los ranchos de México, uno compra, vende o intercambia los animales de trabajo, es decir, las vacas, los caballos y los cerdos; sin embargo, los perros, digamos que, sólo están ahí. La historia de cómo llegó Paloma a nosotros, sin embargo, es un poco más compleja.

Era verano y yo todavía gateaba; mi abuelo fue a visitar a un conocido de un rancho vecino y se enteró de que una de las perras acababa de dar a luz a una camada de cachorros. Como le dio curiosidad, pidió que lo dejaran verlos. Entre los perritos grises y cafés, destacaba uno de color blanco. Evidentemente era el alfa porque tenía mucha energía y garbo;

y empujaba y acariciaba con el hocico a sus hermanos y hermanas para que se alejaran de las tetas de la mamá. Mi abuelo, que estaba completamente bien sintonizado con los distintos tipos de energía de los animales, notó que el cachorrito blanco era un líder y se quedó impresionado al ver su fuerza. Le preguntó a su vecino si le interesaría intercambiar al perrito blanco por un puerco cuando tuviera suficiente edad para dejar a su madre, y el ranchero aceptó.

¿Por qué mi abuelo le puso a su nuevo cachorrito el nombre de Paloma? Nunca lo supe. En inglés quiere decir *dove* y suena a nombre de chica, pero en español es una palabra que engloba a los machos y a las hembras. Tal vez el color del cachorro hacía que mi abuelo se acordara de las palomas.

Todos son iguales bajo el sol

En el rancho de mi abuelo, él, mi padre y los otros campesinos trabajaban en armonía con los animales porque consideraban que formaban parte de lo que estábamos haciendo juntos. Los perros no vivían en la casa; no les dábamos de comer alimento especialmente preparado para ellos ni los consentíamos con baños de burbujas, pero de todas formas eran parte de nuestra familia. Imagina a un grupo de parientes que viven en la casa de junto y están completamente en sincronía contigo y con tu vida a pesar de que tienen sus propios rituales, costumbres y cultura. Más o menos ésa era la situación.

Los perros incluso hablaban nuestro idioma, aunque no me refiero al español sino al idioma de la energía. Estaban sintonizados con nosotros. No había discriminación ni jerarquías ni rangos; todos compartíamos una noción profunda de respeto mutuo, y la confianza de que estábamos unidos para alcanzar el mismo objetivo. Nadie sentía que la gallina valiera menos que el gato, que el gato valiera menos que el perro, ni que el perro valiera menos que el caballo; precisamente porque cada uno tenía un propósito de gran importancia.

A diferencia de los dueños de mascotas con quienes he trabajado desde que llegué a Estados Unidos, la gente de mi familia no les decía a sus animales "te quiero". Aunque Paloma siempre estaba al lado de mi abuelo, él nunca dejaba que durmiera en su cama ni le daba bocaditos de premio ni juguetes. La forma de mi abuelo de brindarle respeto a Paloma era mostrándole gratitud, asegurándose de que él y su manada estuvieran bien alimentados, y de que tuvieran suficiente agua limpia y un refugio. A cambio, Paloma le proveía a él consistencia, confiabilidad y respuesta inmediata a cualquier cosa que su familia humana necesitara en ese momento. A mi forma de verlo, el respeto es una poderosa forma de amor.

Mi abuelo me enseñó que siempre tienes que confiar en el animal y respetarlo. Entre más lo necesitas, más tienes que darle su lugar. Piénsalo, si tu burro anda suelto y no tienes una cuerda para atraparlo, lo único que le puedes ofrecer para que desee regresar a ti, es confianza y respeto. Cuando te ganas la confianza del animal, esa confianza se convierte en la cuerda, pero no en una atadura forzosa. La confianza es la cuerda de la cooperación mutua.

El perro es el más fiel de los animales;
la gente lo apreciaría mucho más si no fuera tan abundante.
Nuestro Señor se aseguró de que Sus mayores regalos
fueran también los más comunes.
—Martín Lutero

Aprendiendo de los errores

Cuando vives en una comunidad cooperativa como lo era el rancho de mi abuelo, cometer un error puede ser un asunto de cuidado, y las consecuencias, bastante severas. Yo, naturalmente, era un niñito, y además, tenía mucha energía, era curioso y travieso. A mi madre la volvía loca porque siempre quería observar las cosas a fondo; siempre le preguntaba: "¿Por qué?" Los niños están destinados a cometer errores y a poner a prueba sus límites, y créeme, yo era justamente así. Un día, cuando tenía seis años aproximadamente, me peleé con mi hermanita.

Mi mamá se puso de su lado y eso me enfureció. Salí enfurruñado por la puerta, con el plan de huir a los campos, en donde mi padre y mi abuelo estaban trabajando.

Al salir de la casa pasé a poco menos de un metro de nuestro caballo, que estaba amarrado afuera. Él sintió mi enojo de inmediato y empezó a dar vueltas y a patear. Luego pasé pisando fuerte por el patio en donde guardábamos a los pollos que, en ese momento, estaban picoteando muy tranquilos. En cuanto me acerqué, ellos también percibieron mi ira y se desperdigaron nerviosamente para quitarse de mi camino. El gallo graznó, agitó las alas y me persiguió. Finalmente llegué a donde estaba el burro bebiendo agua en un largo abrevadero que pasaba por el patio y llegaba hasta los campos. El burro era el único animal que me dejaban montar, así que me trepé en él y le di una patada. El burrito, que era uno de los animales más dulces y sencillos que uno podía encontrar, empezó a corcovear y estuvo a punto de tirarme. Luego se negó a moverse.

Ese día, simplemente no pude llegar al campo. Me quedé esperando en un melancólico estado de lástima por mí mismo hasta que vi a Paloma acercarse por la colina con mi padre y mi abuelo: venían a casa para cenar. Corrí hasta mi abuelo y le describí la forma tan injusta en que me habían tratado, le dije que incluso los animales me habían impedido salir de la casa. Él sólo se rio entre dientes.

—Si tu hermana te trató mal o no, realmente no importa —dijo—, sin embargo, te equivocaste mucho al reaccionar de esa manera. Envenenaste a toda la familia con tu enojo. Los animales estaban intentando corregirte pero tú no los escuchaste; no respetaste lo que te trataron de decir respecto a tu comportamiento.

Mi abuelo me hizo entender que, de la misma manera que sucede cuando uno arroja una piedra a un estanque, mi intención de huir y mi cólera produjeron una onda negativa en la energía del rancho. Al compartir ese tipo de energía destructiva con los animales, uno rompe el vínculo de confianza y respeto, tan necesario en un sistema interconectado. Si los animales no confían en ti, entonces tratan de corregirte, y a veces incluso usan la fuerza; también te rehúyen o te hacen huir de ellos.

—Nunca culpes a los animales —me repitió mi abuelo, una y otra vez—. Si los animales se agitan, es porque hiciste algo. Siempre tienes que respetarlos porque son tu responsabilidad.

Tiempo después comprendí qué me había equivocado: le había faltado el respeto al equilibrio y a la independencia que hacían que la granja funcionara sin dificultades. Cualquier errorcito en un universo simbiótico, amenaza la seguridad de todos sus integrantes. Sí, claro, yo era muy pequeño y no tenía experiencia, pero gracias a mi abuelo y a los animales del rancho aprendí rápidamente a controlar mi propio comportamiento y mi temperamento.

DE LOS ARCHIVOS DE LA CIENCIA

En el mundo de los perros, respeto significa jugar limpio

Después de muchos años de investigar el comportamiento de los perros, los lobos y los coyotes, el etólogo veterinario Marc Bekoff ha llegado a creer que las sociedades caninas funcionan sin problemas porque en ellas se "juega limpio" y se comunican las intenciones con claridad. El juego limpio y claro, y la comunicación honesta, son sellos distintivos del respeto mutuo.[1]

Por ejemplo, cuando los perros y los lobos juegan, tratan instintivamente de equilibrar las cosas en el campo de juego: un lobo grande no muerde a un lobo más pequeño con toda la fuerza que podría, y un perro dominante de la manada acepta girar en la tierra y exponer su vientre ante uno de menor estatus. Estas dos actitudes quieren decir: "Estamos jugando, no es asunto serio." Además, si un perro se excede accidentalmente y lastima a su compañero durante el juego, siempre "se disculpa" con una reverencia lúdica que el otro perro reconoce como un "¡Ay! ¡Lo siento! Volvamos a jugar".

Al mostrarse respeto durante el juego, los perros y los lobos conservan la estabilidad en la manada y mantienen los conflictos al mínimo.

Y dado que los humanos tenemos una excelente capacidad de cooperación, Bekoff cree que este comportamiento social de respeto mutuo que practican los lobos y los perros nos podría ayudar a entender mejor las raíces de nuestra propia moralidad humana.

Trabajo a cambio de alimento

En mis libros y mis programas de televisión siempre enfatizo que los perros, y de hecho todos los animales, tienen la necesidad innata de trabajar a cambio de alimento y agua. Los humanos también tenemos esa necesidad. Como ya lo mencioné, todos en mi familia trabajaban, desde los caballos hasta los humanos, pasando por los perros, claro.

En el rancho, sin embargo, a veces escaseaba la comida y mi madre tenía que hacer sopa con frijoles y encontrar la manera de que alcanzara para seis personas. Si la cosecha iba mal, lo único que nos tocaba era una tortilla y un cuenco con sopa, y eso nos tenía que servir para todo el día. Yo rara vez menciono aquella hambre casi permanente, pero la punzante sensación de vacío en el estómago, me enfurecía y hacía que siempre estuviera de mal humor. Obviamente, a veces reaccionaba. Incluso ahora que ya soy adulto, el hambre me recuerda el enfado de mi niñez, y cuando eso sucede, tengo que controlarme y recordar que estoy en el presente para evitar que esa sensación de «necesidad» de mi pasado, se apodere de mí.

En el rancho, si a los humanos nos da hambre, a los perros también les da. Los pollos se conformaban con gusanos, bichitos o grano; y los caballos, las mulas y las vacas podían comer hierba, pero los perros dependían de nuestras sobras, es decir, de carne, frijoles y tortillas.

Cuando las alacenas estaban vacías, Paloma guiaba a los otros perros y los llevaba a conseguir lo que fuera por ahí. Pero la recolección no era abundante; si tenían suerte, cazaban un conejo, un pez, un pájaro o una tortuga. La diferencia entre los perros y yo, era que ellos no se irritaban cuando tenían hambre. Nunca. Ellos no gemían, no se quejaban, y tampoco descargaban su frustración en nosotros. Los perros iban a trabajar todos los días, cuidaban a sus cachorros y, a pesar de que tenían la libertad de ir y venir cuando quisieran, decidían acompañarnos a trabajar y ayudarnos. A diferencia de los humanos, los perros no llegaban tarde al reloj checador, no reducían presupuestos ni se tomaban días de descanso. Los perros entendían que eran un elemento valioso del rancho, y gracias a eso, el trabajo les proveía felicidad.

Afortunadamente, yo estaba consciente de su paciencia, su dedicación y su constancia. ¿Cómo no respetar esa ética de trabajo?

🐾 LA MANERA EN QUE LOS PERROS MUESTRAN RESPETO

- ✅ Reconociendo y respetando la proximidad (es decir, el espacio personal o "territorio" de otro animal).
- ✅ Instituyendo una manera estructurada y apropiada de acercarse entre sí.
- ✅ Aceptando la posición y las habilidades que le corresponden a cada perro en la manada. Los perros entienden que cada posición es importante: desde el perro con poca energía que siempre está rezagado, pasando por el despreocupado individuo de en medio, hasta el alfa de mayor nivel que se encuentra al frente.
- ✅ Accediendo a seguir a otros o a guiar.

La jerarquía del respeto

La manada canina tiene tres posiciones —la del frente, la de en medio y la trasera—, y cada una juega un papel crucial en la supervivencia del grupo. El perro del frente es el líder. Al igual que Paloma, es un animal curioso, calmado, resuelto y confiado. Él guía a la manada a lo largo de su rutina diaria pero también cuando se presentan aventuras emocionantes. El perro de en medio es despreocupado y acomodadizo; es el que mantiene el ritmo de andanza de la manada. Por último, el perro que va en la retaguardia es el sensible del grupo. Es observador, se mantiene alerta, está sumamente consciente del entorno, e incluso está al pendiente de cualquier peligro en potencia.

Debido a que los perros no viven tanto como nosotros, y a que ahora conozco y trabajo con almas caninas nuevas todo el tiempo, mi manada cambia constantemente. En general, me gusta que mi manada "de casa" se mantenga reducida y manejable. En este momento consiste de seis perros y la mayoría son más bien pequeños. El de mayor edad es Coco, un Chihuahua de bolsillo que tiene catorce años. Coco creció con mi hijo menor, Calvin, y por eso ambos tienen la misma personalidad: son tranquilos y resueltos. A pesar de su edad, el enérgico Coco sigue siendo el que lleva los pantalones. Con él tengo un vínculo muy especial porque ha estado a mi lado durante muchos cambios en mi vida, no obstante, su humano preferido siempre será Calvin. Ellos tienen una conexión profunda porque son espíritus gemelos. Si Calvin fuera perro, sería Coco, y viceversa.

Al frente de la manada también está Benson, un encantador pomerania de pelo largo, color rubio platino. Benson puede pesar sólo dos kilos pero tiene una personalidad abrumadora y nació para ser líder. Es fuerte, resuelto, confiado y súper vigoroso; siempre está listo para una aventura fuera de casa, especialmente si ésta involucra su elemento preferido: ¡El agua! Cada vez que lo veo sumergirse y chapotear en la piscina de mi casa, pienso que, más que perro, nació para ser marsopa.

Luego tenemos a Junior, mi muscular y atlético pit bull "azul" de pelaje gris. Junior es un sólido elemento para caminar en la parte de en medio de la manada. Es relajado, despreocupado y vigoroso, y liderar no le interesa ni tantito. Siempre y cuando haya juego y diversión, él estará encantado de seguir a alguien más. Jugar, jugar, jugar... para junior, el mundo es un enorme y maravilloso parque de diversiones, y todo lo que ahí se encuentra, es un juguete. Mientras él pueda participar, a Junior realmente no le importa quién gane.

No obstante, cuando necesito que se calme y se comporte sumisamente, él lo hace feliz de la vida porque sabe que en su futuro siempre habrá otra oportunidad de jugar a arrojar un objeto y recuperarlo.

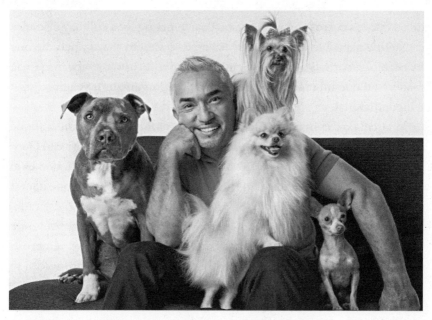

Aquí aparezco con una parte de mi manada: Junior (izquierda), Alfie (arriba), Benson (centro) y Taco (derecha).

Debido a su temperamento equilibrado, Junior es mi brazo derecho, es decir, es el perro que me ayuda a rehabilitar a perros inestables, tanto en televisión como fuera de ella. Es increíblemente delicado y amable, y además, viaja conmigo a todos lados. De hecho, Junior tiene la personalidad del perro soñado que todo niño y niña quieren como mascota familiar; es juguetón, obediente y afectuoso.

Alfie, un Yorkshire terrier mestizo color dorado, es un pequeñito que también pertenece a la zona de en medio de la manada. Al igual que Junior, tiene buen trato, es constante y completamente imperturbable. Su misión en la vida es quedarse junto a mí o al lado de Jahira, mi prometida, y seguirme adonde quiera que yo vaya, lo cual, como bien lo sabe todo amante de los perros, te provee la sensación más maravillosa del mundo. Alfie y Junior tienen una característica muy especial: ambos son los mejores asistentes del mundo. Alfie es muy sensible a las necesidades de todos los humanos y los perros que lo rodean. Hay quienes dicen que los perros son ángeles con cuatro patas y una colita, y él vuelve esta teoría plausible. Cada vez que hacemos contacto visual y percibo que se relaciona conmigo a un nivel profundo y amoroso, me acuerdo de la manera en que mi mamá miraba a sus hijos: con un amor sencillo, puro e incondicional.

En la cola de la manada camina un pug color negro profundo al que llamamos Gio. Su nombre viene de la partícula "Geo" de National Geographic, pero la escribimos con "i" porque nos sonó divertido. Gio es el payaso de la familia, siempre nos hace reír con las travesuras que hace a propósito y con las accidentales. También puede ser un poco estirado, así que cuando llega la hora de que nos acurruquemos en el sofá o de conocer gente nueva, se comporta como si fuera gato. No es temeroso pero sí precavido. Gio te puede ofrecer respeto y afecto, pero sólo si te los ganas primero.

Finalmente, tenemos al diminuto cachorro de Chihuahua con ojos como botones: Taco. A Taco lo rescatamos en las calles de México, y aunque sólo tiene cuatro años de edad, su sabiduría supera por mucho su edad. Los perros que van en la parte de atrás suelen tener esta característica, pueden ser tímidos o incluso precavidos en lo que se refiere a gente desconocida y situaciones nuevas. Sin embargo, siempre están muy conscientes de todo lo que sucede a su alrededor, son observadores astutos, y evalúan tanto a la gente como a los otros perros. Esta descripción coincide perfectamente con Taco.

Diariamente, cuando veo a esta abigarrada pandilla de perros jugando en mi patio o en el Centro de Psicología Canina, recuerdo lo fundamental que es el respeto en cada una de las interacciones que llevan a cabo. El líder de la manada respeta al de en medio, el de en medio respeta al de atrás, y el de atrás respeta al del frente porque todas las posiciones tienen algo de suma importancia para los otros. Gracias a este respeto mutuo, rara vez surge un conflicto que los perros no puedan solucionar rápidamente por sí mismos. De hecho, ellos son prueba viviente de la ocurrencia natural del respeto en todo el reino animal, excepto tal vez, entre los humanos del siglo veintiuno.

Respeto en el mundo de los humanos

¿Qué podría inspirarnos a respetarnos más entre nosotros? La respuesta yace en nuestra capacidad para generar confianza, y aunque recientemente nuestra especie no haya hecho un buen trabajo en este aspecto, nuestros perros son ya grandes maestros.

A mí me preocupa que en la actualidad, al respeto lo esté sustituyendo la admiración por la riqueza y el exceso, y que se le esté equiparando con el número de "amigos", "seguidores" o "me gusta" que acumulamos en las redes sociales. Nos encontramos en una situación deplorable.

En el mundo animal, los perros muestran su respeto a través del lenguaje corporal. La irreverencia puede causar peleas o la expulsión de un perro de la manada. En el mundo de los humanos nos hemos vuelto tan tolerantes con las actitudes irrespetuosas, que lo más común es que ya no tengan consecuencias. ¿Acaso es de sorprenderse que en la actualidad algunos niños sean rebeldes e inestables?

En el tipo de educación que a mí me dieron, faltarle el respeto al líder o a una persona mayor, era algo totalmente inaudito; de hecho, todavía a mis cuarenta y seis años tengo la costumbre de dirigirme a los hombres y las mujeres de edad con el tradicional "señor" y "señora". En mis hijos —Andre de veintiún años y Calvin de dieciocho—, sin embargo, no percibo el mismo tipo de respeto. Al menos, no el que me inculcaron mis padres y mis abuelos. Yo, por ejemplo, hasta la fecha sigo hablándole a mi padre con un tono ceremonioso porque, debido a la naturaleza del papel que él ha jugado en mi vida, hay ciertas palabras que yo jamás diría frente a él, y cosas que, evidentemente, tampoco haría en su presencia. Así me educaron a mí.

El multimillonario

En el mundo de los humanos tenemos la costumbre de mostrarles respeto a las personas que tienen poder y riqueza, incluso si carecen de toda estabilidad en su vida diaria. A los perros, en cambio, no les importa tu puesto, cuánto dinero ganas ni si tienes un yate.

Tomemos el caso del "Señor B", un famoso multimillonario que forma parte de mi clientela. El señor B quería perros para protección personal y compañía, así que le compró dos pastores alemanes a uno de los mejores criadores y adiestradores de Alemania.

El señor B me llamó porque le inquietó que Max, uno de sus perros, se estuviera alejando de él. El señor B y Max habían mantenido una relación muy cariñosa y cercana durante muchos años pero, de repente, Max se volvió frío y distante, y se negó a seguir mostrando su afecto.

Me enteré de que Rolf, el primer compañero de trabajo de Max, murió recientemente, y que el señor B lo sustituyó con un perro nuevo llamado Bruno, quien asumió de inmediato la posición más cercana al señor B.

Descubrí el problema enseguida. Era nada más un asunto de respeto. Bruno era un perro muy dominante y se había apoderado de la posición del perro líder de la manada, ¡e incluso asumió un estatus más alto que el del mismo señor B! Max sólo estaba haciendo lo que hacen todos los perros, le estaba mostrando respeto al nuevo líder de la manada, y eso implicaba mantenerse alejado de la "propiedad" de Bruno, es decir, del señor B.

A pesar de que el señor B era respetuoso en el mundo de los negocios, no entendía la importancia del respeto en el universo canino. En cuanto le enseñé a usar su energía y su lenguaje corporal para recuperar su lugar como líder de la manada, Max dejó de tratar a Bruno como si fuera su jefe, ambos perros le mostraron respeto al señor B, y Max retomó la afectuosa relación que tenía antes con su dueño.

Para ganarse el respeto de cualquier perro hay que esforzarse, y sobre todo, saber que en el mundo canino el respeto es lo que rige el comportamiento.

He criado a muchos perros perfectos pero todavía no estoy seguro de cómo criar al hijo perfecto. He reflexionado sobre este tema, y a veces creo que mi exesposa y yo no les impusimos a nuestros hijos suficientes reglas ni limitaciones. Naturalmente, ellos crecieron en un mundo muy distinto al mío y, por supuesto, también pusieron a prueba sus límites como yo lo hice en el rancho de mi abuelo.

Mi exesposa y yo siempre tratamos de ser los mejores padres, pero con frecuencia teníamos desacuerdos respecto a la forma de criar y disciplinar a nuestros hijos. Yo crecí con un padre muy estricto, lo cual es común en México. Ella, en cambio, creció en Los Ángeles y estaba más acostumbrada al estilo de vida estadounidense en el que se considera que el exceso de disciplina restringe el desarrollo emocional del niño. Para complicar las cosas aún más, nos rodeaba una cultura que reflejaba y celebraba costumbres más laxas, y éste fue el único entorno que Andre y Calvin conocieron.

Las diferencias en nuestras culturas y estilos de crianza provocaron mucha tensión en nuestra familia, pero estoy seguro de que no hemos sido los únicos en enfrentar este problema. Después de todo, los niños no vienen con instructivo y, ciertamente, ¡son mucho más difíciles de criar que los perros! Mis hijos aprendieron que con su madre podían hacer ciertas cosas que yo no permitía. Por ejemplo, yo creía que los chicos debían tener labores en casa y un horario para el fin de semana, por lo que, en cuanto tuvieron edad suficiente, quise que consiguieran empleos pagados para que desarrollaran una ética laboral. Sin embargo, mi exesposa creía que tenían derecho a disfrutar de su niñez hasta que se fueran a la universidad. Además, para ella, la educación universitaria era obligatoria.

Ése fue otro punto de desacuerdo entre nosotros. A mí no me parecía que la educación universitaria fuera una necesidad absoluta, sin embargo, aunque por el momento ninguno de mis hijos tiene el plan de asistir a una universidad en el futuro inmediato, es obvio que me sentiría inmensamente orgulloso y emocionado si decidieran tomar ese camino.

Yo los he motivado toda su vida a ser curiosos, a seguir aprendiendo y a leer cuanto libro les llegue a las manos, pero creo que debido a mi propia experiencia de vida, no considero que la educación universitaria sea un requisito para el éxito. Pienso que si obedeces a tu pasión y tu instinto, y trabajas arduamente, serás exitoso. Si la universidad es parte del plan, genial, pero en resumen, siempre he querido que la decisión de emprender una carrera universitaria recaiga exclusivamente en mis hijos.

Por otro lado, cuando Andre y Calvin eran chicos, yo sentía que necesitaban tener más reglas en el hogar, y que además de ser más claras, también debían tener consecuencias. Mi exesposa no era muy partidaria de las reprimendas, ella se inclinaba más por las discusiones familiares y las conversaciones emotivas, y por eso creo que nuestros hijos se confundieron, y a veces incluso aprovecharon la discrepancia entre las filosofías de sus padres para salirse con la suya.

> *Los perros inteligentes rara vez quieren complacer*
> *a la gente que no respetan.*
> —William R. Koehler, adiestrador de perros

Respeta a otros para que te respeten a ti

Pienso que para mantener el orden en cualquier grupo, de la manera que sucede en una manada de perros, es necesario cierto grado de respeto y de aceptación del papel que cada quien desempeña. Si no respetas a tus padres cuando eres niño, ¿cómo vas a respetar a tus maestros después? ¿O a tus jefes? ¿A tus amigos? ¿Tu cónyuge? Es imprescindible que los niños aprendan a respetar porque, al igual que en el mundo animal, se trata de un acto recíproco. Los cachorros, por ejemplo, aprenden lo que es respetar a las dos semanas de nacidos, sus propias madres les enseñan. Levantan a sus cachorros y los cargan de la piel de la nuca o los empujan con la nariz cuando hacen algo que ellas desaprueban.

A mí me da mucho orgullo ver a mis hijos, que ya son unos jóvenes, crecer y convertirse en seres humanos únicos y extraordinarios. También estoy feliz de que hayan asimilado muchas de las lecciones que les di respeto al corazón. Creo que, especialmente ahora, pueden entenderlas con un mayor nivel de madurez. Cuando eran adolescentes y les interesaba más impresionar a sus compañeros que escuchar a sus padres, Andre y Calvin daban por hecho que mi trabajo era superficial y sencillo. "Lo que hace nuestro papá en televisión es realmente estúpido", les decían a sus amigos, a pesar de que yo sé que eso no era lo que en verdad sentían. Hoy en día ambos respetan profundamente lo que he logrado gracias a mi trabajo en televisión: educar a la gente, modificar actitudes y abrir la mente de muchos. Pero sólo después de que desarrollaron ese respeto, se empezaron a interesar en la manera en que ellos también podrían aprovechar el medio de la televisión para expresarse.

Y ese interés los ha compensado, ya que actualmente, Calvin es la estrella de su propio programa infantil, *Mutt and Stuff*, el cual ya tuvo dos nominaciones al premio Emmy; y Andre está a punto de lanzar un nuevo proyecto televisivo propio. Ambos tienen una responsabilidad bastante adulta sobre los hombros, pero la han enfrentado con aplomo. Nunca imaginé que mis hijos seguirían mi camino de una manera tan directa pero estoy muy emocionado y honrado de ser parte de sus proyectos.

Respeto y conexión

Paloma me enseñó que respetar a los otros era fundamental para formar el carácter. En su mundo no importan ni las especies ni el género, ni la raza ni el credo. Lo que les interesa a los perros es que todos hagan su trabajo y asuman con honor su lugar en la manada.

La lección que aprendí fue que, respetar a la gente y a los perros que forman parte de mi vida, me permite mostrarles que estoy vinculado a ellos; y esa conexión es precisamente lo que nos ayuda a trabajar en equipo para generar confianza. Es el enlace que mantiene unida a la manada.

Esta conexión también nos permite trabajar juntos en pos de algo mayor a nosotros, ya sea poner el árbol de Navidad de la familia, repartirnos las actividades en el rancho o colaborar con un equipo diverso de filmación para hacer un programa televisivo. Cada vez que recuerdo que debo anteponer el respeto, me siento más ligero, y puedo llevar a cabo mis planes con más fluidez y mejores resultaos.

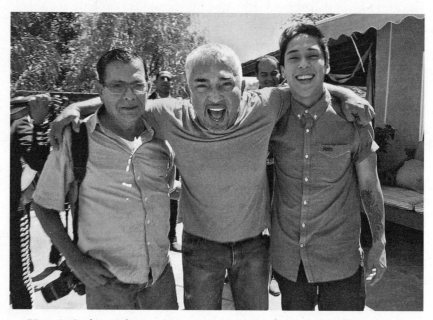

Ver a Andre (derecha) crecer y convertirse en un joven respetuoso e inteligente, me recuerda la relación que yo mismo he tenido con mi padre (izquierda).

Hace más de cuarenta años, en un rancho, un imponente perro mexicano con la melena blanca llamado Paloma, miró a los ojos a un niñito lleno de curiosidad. En ese momento único de respeto y conexión, quedaron plantadas las semillas de la persona que soy ahora. A veces pienso que si más gente tuviera la oportunidad de aprender de un maestro como él, este mundo sería un lugar más cooperativo y pacífico para todos.

La orgullosa belleza y la fuerte postura de Paloma frente a su manada, siempre será para mí la máxima representación de lo que significa respetar y ser respetado. Aunque disto mucho de ser perfecto —como me lo recuerdan mis hijos con frecuencia—, y aunque a veces puedo volver a ser ese orgulloso y rebelde niñito que vive dentro de todo hombre, siempre trato de mostrarles a mis perros, mi familia, mis colegas y admiradores, el mismo nivel de respeto que me gustaría que ellos me mostraran a mí. Trato de recordar que, simbólicamente, todos trabajamos en el mismo "rancho", y que si vivimos nuestra vida bajo esta consigna, tendremos muchas más probabilidades de que nuestro esfuerzo conjunto llegue a ser exitoso.

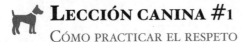

LECCIÓN CANINA #1
CÓMO PRACTICAR EL RESPETO

- ✓ Asegúrate de escuchar. Escuchar da pie a la comunicación y le transmite a la gente la sensación de que sus ideas tienen resonancia. Tal vez no estés de acuerdo con los otros pero, al menos, estarás escuchando. Eso es respeto.
- ✓ Reconoce siempre las contribuciones de los otros sin importar cuán sutiles sean.
- ✓ Permite que la gente sea ella misma. No juzgues ni trates de cambiar a nadie.
- ✓ Haz honor a tu palabra. Haz lo que dices que vas a hacer. La honestidad genera respeto.

Libertad

Porque ser libre no implica solamente deshacerse de las cadenas,
sino vivir de tal forma, que respetemos y mejoremos
la libertad de otros.
—Nelson Mandela

Era un diminuto bulto de pelo oscuro con orejas aguzadas como las de los Chihuahua, cuerpo chiquito y desaliñado, y cálidos y cautivadores ojos cafés. Su nombre era Regalito y nunca lo olvidaré.

Regalito fue el primer perro que tuve como mascota. Me enseñó una de las lecciones más importantes en la vida: la necesidad de libertad. De él aprendí que es fundamental que un perro se sienta libre para que logre equilibrar su temperamento y su comportamiento. Y sucede lo mismo con todos los seres humanos.

Pero, ¿qué es "libertad"? Creo que libertad significa algo distinto para cada persona. Cuando yo tenía veintiún años, por ejemplo, libertad significaba mudarme a otro país para llevar a cabo mis sueños. Para alguien más, libertad tal vez signifique renunciar a un empleo frustrante o casarse con quienquiera que uno desee. Pero independientemente de tu definición personal, si no le haces honor a la libertad, no podrás vivir una vida plena.

Éxodo

Ya mencioné que los recuerdos más felices de mi infancia son los del tiempo que pasé en el rancho de mi abuelo en Culiacán. De lo que no he hablado mucho aún es de lo que pasó cuando mi padre decidió que nos mudáramos todos a la ciudad de Mazatlán, y yo rondaba los seis años de edad. Mazatlán tenía una población de más de 400,000 habitantes, y para nosotros era sencillamente una ciudad imponente, un lugar que nos costaba trabajo imaginar. Mis padres nos sentaron un día a mi hermana y a mí, y nos dijeron que íbamos a cambiar los grandes espacios abiertos —los vastos cielos, las onduladas colinas y los florecientes campos dorados—, por un departamentito de dos habitaciones en un edificio de dos pisos abarrotado de gente.

A mí se me rompió el corazón. Imaginen a un animal salvaje que de pronto descubre que lo acaban de enviar al zoológico, pues así me sentí. Lo peor de todo era que mis padres habían decidido mudarse por mí. Como era el único hijo de una conservadora y patriarcal familia mexicana, todos me consideraban el niño más importante. Mi abuelo nunca fue a la escuela y mi padre sólo estudió hasta el tercer grado de primaria, así que no quería que su único hijo —Érick, mi hermano menor, nació cuando yo ya tenía once años—, fuera un ignorante o analfabeta debido a la falta de recursos educativos en el rancho.

Recuerdo que mientras veía a mi padre empacar todas nuestras pertenencias y subirlas al camión de mi abuelo, sentí una fuerte opresión en el pecho y tuve que esforzarme por no llorar. ¿Qué tan importante podía ser la educación tradicional? Yo estaba viviendo en el mejor salón de clases del planeta, ¡el mundo natural podía enseñarme más que cualquier escuela! Pero, por supuesto, mis padres no lo veían de esa forma. Mi papá ya había conseguido un empleo muy bueno como fotógrafo y camarógrafo en la estación local de noticias de Mazatlán, y en la ciudad nos esperaba un departamento rentado. No tenía ningún caso que yo llorara o me quejara, porque no había vuelta de hoja, nos íbamos a ir.

El día de nuestra partida mi abuelo me vio muy taciturno, y cuando estaba yo a punto de subirme al camión, salió de la casa con algo en los brazos. Era Regalito. Regalito significa "Little gift" en inglés, un nombre muy apropiado para ese perrito porque en México se acostumbra dar obsequios cuando la gente llega o se va.

Regalito fue el obsequio de mi abuelo para mí. Se unió a nuestra familia, en la que ya habíamos incluido a los dos pericos australianos de mi papá y algunos pollos y gallinas que mi madre y mi hermana trajeron en una jaula. Creo que cada quien a su manera, quería mantener al rancho cerca de su vida; y para mí, Regalito fue ese pedacito especial que pude llevarme.

Ahora que lo veo en retrospectiva, no creo que mi abuelo me haya dado el perrito porque pensara que yo extrañaría el rancho; más bien, era su forma de decirme que él me extrañaría a mí. Debo aclarar que yo no experimenté el amor a través del afecto físico sino hasta que llegué a Estados Unidos, en donde todos se besaban y se abrazaban, ¡incluso en la oficina! No, de donde yo venía, el amor era tácito pero siempre era posible reconocerlo, por eso pienso que obsequiarme a Regalito cuando me fui de su casa, fue para mi abuelo el equivalente a darme un abrazo.

Algo parecido a las vacaciones

Cuando llegué a la ciudad mi melancolía se transformó rápidamente en emoción. Era muy excitante estar en medio de tanta actividad. En las grandes avenidas había lo que, desde mi perspectiva, eran millones de automóviles de todas las marcas y modelos que no conocía. Había tiendas en cada cuadra y los callejones estaban repletos de mercados con una variedad infinita de productos. Había un océano de reluciente color azul, rodeado por una arenosa playa dorada; algo que yo nunca había visto. Ante mi mirada de niño, todo era nuevo y asombroso, por lo que, al menos por un tiempecito, me pareció que nuestra nueva vida era algo parecido a las vacaciones.

Mi papá empezó a trabajar en su nuevo empleo y yo fui a mi primer día de clases en la escuela, en donde me sentí completamente fuera de lugar porque odiaba estar todo el día enjaulado. Mamá también tuvo problemas para mantener el departamento en orden y cuidar de nosotros y de los animales al mismo tiempo. Porque, imagínate, aparte de hacer las tareas normales de la casa, tenía que limpiar el excremento de los pericos, los perros y las gallinas para que nuestro departamento no oliera mal. Para colmo, tuvo que empezar a coser ropa ajena para conseguir un ingreso adicional que tanto necesitábamos.

Luego resultó que Mazatlán era muy, muy caro. En el rancho plantábamos y cosechábamos casi todos nuestros alimentos, así que durante las épocas difíciles, mamá siempre podía preparar algunas comidas con lo que teníamos a la mano. En la ciudad eso era imposible porque, en nuestro departamentito de dos piezas —una estancia unida a la cocina y una recámara—, lo máximo que podíamos hacer era mantener a las gallinas en el pasillo que, de por sí, ya estaba repleto. Como nos era imposible cosechar nuestros propios vegetales y frutas, casi todo lo que comíamos venía del supermercado. Un supermercado que, sí, debo admitirlo, tenía estantes con comida en abundancia, y resultaba una maravilla en sí mismo. Mis padres, sin embargo, no se habían dado cuenta de lo mucho que costaría mantener nuestro estilo de vida. Comíamos mucho cereal, tortillas y plátanos. Rara vez podíamos comprar carne, por lo que un pollo o una pierna de puerco en Navidad, era un gran regalo. La carne era para los ricos.

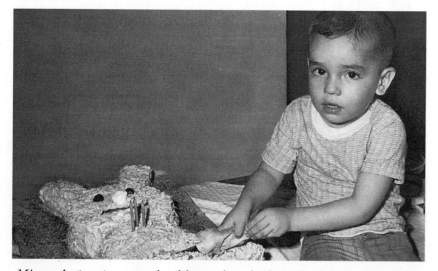

Mi cumpleaños número tres lo celebré en el rancho de mi abuelo, y tres años después nos mudamos a la ciudad de Mazatlán.

Actualmente hay personas que eligen llevar una dieta vegetariana, pero nosotros ya comíamos así desde entonces; no nos llamábamos vegetarianos, más bien, nos limitábamos a los vegetales porque eso era lo único que podíamos pagar.

Lo que más me molestaba, sin embargo, no era ni la comida ni la falta de dinero, sino haber perdido mi libertad. El encierro me hacía sentir ansioso, atrapado y restringido.

Conforme se le fue quitando lo novedoso a nuestra vida en Mazatlán, empecé a notar todo lo que odiaba de la ciudad. Para empezar, estaba el ruido: el constante barullo de los vendedores en las calles, los cláxones de los automóviles a todo volumen y los eternos dramas a incontables decibeles en los departamentos de al lado. Las paredes parecían de papel, y como no contábamos con aire acondicionado, teníamos que mantener las ventanas abiertas y estábamos obligados a escuchar cada azote de puerta, cada plato que caía al suelo, cada aullido de alegría y cada estallido de cólera. Yo extrañaba las noches oscuras en el rancho, cuando lo único que se escuchaba eran las dulces canciones de los grillos y las ranas. Muchos de los adultos de nuestro edificio bebían los fines de semana y luego llegaban a casa pegando gritos y actuando como dementes. Y como yo nunca había visto a un borracho antes, la imagen de los hombres dando tumbos y mascullando cosas raras, me espantaba mucho.

Lo peor de todo era que, en lugar de que la ciudad expandiera mi mundo como pensé que sucedería, me daba la impresión de que mi vida era cada vez más y más pequeña. Había mucho crimen y todo sucedía a plena luz del día. Todo el tiempo escuchábamos sobre drogas y secuestros, y mi madre estaba aterrada y preocupada por nosotros. Tanto, que se volvió sobreprotectora. Estableció límites muy estrictos sobre adónde podíamos ir, o no, cuando no estábamos en la escuela; y si mis padres llegaban a cacharme desobedeciendo, me castigaban severamente. Yo, por supuesto, desobedecía todo el tiempo porque estar enjaulado no era parte de mi naturaleza.

Es mejor ser un perro libre que un león enjaulado.
—Proverbio árabe

La vida en la perrera

Si yo me sentía atrapado, ahora imagina lo que debe haber sido el cambio de casa para Regalito. Lo único que conocía mi perrito era la libertad de la provincia y la presencia continua y reconfortante de su manada. A pesar de que movía la colita como loco cuando yo regresaba de la escuela para jugar con él o cuando, muy rara vez, mi madre le daba restos de pollo, era obvio que estaba aburrido y frustrado.

Regalito empezó a mostrar el comportamiento que ahora reconozco como el sello distintivo de un perro infeliz. Mordía los muebles y ladraba todo el tiempo. Saltaba a la ventana porque estaba desesperado por mirar hacia fuera a pesar de que no había mucho que ver porque vivíamos en el segundo piso. Dicho sin rodeos, Regalito estaba viviendo en el equivalente a la perrera, y yo sentía exactamente lo mismo.

No pasó mucho tiempo antes de que me diera cuenta de que la ciudad era un lugar muy rudo para los animales. Los citadinos no trataban a los perros con todo el respeto que mi abuelo lo hacía. En el rancho los perros trabajaban con los humanos, y lo hacían hombro con hombro. Eran nuestros compañeros y ayudantes. En la ciudad, en cambio, los perros deambulaban por las calles en manadas, robaban comida y sacaban lo que podían de los botes de basura. La gente los consideraba una molestia. Era una paradoja absoluta: en el campo los perros desarrollaban habilidades sociales, podían ser domesticados y eran pacíficos, y en la ciudad, prácticamente habían vuelto a ser salvajes.

Jamás olvidaré la primera vez que vi a un perro en un techo. La mayoría de los techos en Mazatlán son planos, por lo que, cuando un desconocido pasa por alguna calle de cualquier barrio de la clase trabajadora, de inmediato se va a sentir acosado por los escandalosos ladridos de perros que no dejan de dar vueltas en los techos de las casas. Ésa era otra de las raras costumbres de la gente de Mazatlán: usar a sus perros como económicos sistemas de alarma.

El problema es que los perros se pasan toda la vida allá arriba y no pueden bajar por sí solos a menos de que algún humano se compadezca de ellos. No pueden ir a ningún otro lugar. En el techo, evidentemente, se frustran; caminan en círculos en su diminuto territorio, se asoman por los bordes y gruñen y ladran cada vez que ven algo fuera de lo común. Además, como las familias pobres como la nuestra usan los techos para colgar su ropa para que se seque, los perros que viven ahí se pueden volver bastante destructivos. La energía que acumulan los lleva a arrancar la ropa de los tendederos para luego masticarla hasta que sólo quedan trozos. Luego llega el momento en que, al igual que la gente de la calle, los dueños de estos perros llegan a la conclusión de que sus mascotas son un problema y empiezan a tratarlos como tal. En Mazatlán, nadie respetaba a los perros.

Nuestros vecinos creían que nosotros éramos verdaderamente excéntricos porque manteníamos a nuestro perro *dentro* del departamento. Entendían que cuidáramos a las gallinas, los pollos y los pericos pero, ¿el perro? A pesar de que a veces mis padres me dejaban llevar a Regalito a la playa el fin de semana, y de que corría y jugaba en nuestro techo para hacer ejercicio, la mayor parte del tiempo la pasaba en el interior, en el abarrotado corredor de nuestro departamento.

Como yo era todavía muy chico y estaba acostumbrado a la libertad que tenían los perros en el rancho de manera natural, ni siquiera entendía por qué debía sacar a pasear a Regalito. Además nunca había visto a nadie pasear a un perro en Mazatlán. Para colmo, las aceras eran demasiado estrechas y los automóviles que pasaban por nuestra calle se acercaban demasiado a las casas. Y como a mi madre le preocupaba mi seguridad, no me dejaba caminar solo por las calles, así que mi pobre Regalito se puso cada vez más neurótico con el paso de los meses.

A pesar de que estábamos tratando de construir una nueva vida para nuestra familia en la ciudad, creo que todos nos esforzábamos por recrear aquella existencia más simple y natural que teníamos en el rancho. Yo era el que más se empeñaba y, a pesar de ello, seguía fracasando. En vez de aceptar mis circunstancias me rebelaba contra ellas, y pronto comencé sentirme como los perros de los techos, atrapado en lo alto y sin otra diversión que la ropa de los tendederos. También empecé a hacer lo mismo que Regalito: a dejar que la vida se me pasara ladrando y a saltar para mirar por la ventana.

Ahora que lo veo en retrospectiva, me asombra el parecido entre mi situación, y la de Regalito y todos esos solitarios perros en los techos de Mazatlán. Yo, del mismo modo que ellos, estaba en una jaula que me restringía física y psicológicamente. Estaba reprimido y sentía que no podría volver a ser yo, mi verdadero yo, nunca más. Al mismo tiempo que veía a esos perros caminar de un lado a otro, saltar y ladrar ante su frustración, yo también reaccionaba pero de una manera distinta.

En aquellos años mi padre casi siempre estaba fuera de casa, en el trabajo, por lo que casi no lo veíamos. Un día mi madre quiso que empezara a portarme mejor, así que me dijo: "Ahora tú eres el hombre de la casa." Pero estoy seguro de que se arrepintió casi de inmediato, porque malinterpreté sus palabras y empecé a actuar como un pequeño Napoleón y a tratar de controlarlo todo. Usé lo que me dijo para molestar a mi hermana Nora. La incomodaba, le jugaba bromas pesadas y, en general, le hacía la vida miserable. Entonces mis padres se dieron cuenta de que tenían que encontrar la manera de jalarme las riendas.

Hoy en día, cuando veo que los perros de mis clientes actúan de una manera extraña debido al aburrimiento o la frustración, es decir, a la falta de libertad, con frecuencia les recomiendo que tomen toda esa energía acumulada y la canalicen sana y positivamente. Hay muchas formas de ayudarles a los perros a probar la libertad que tanto anhelan, pero de una manera estructurada y con límites. Puedes, por ejemplo, correr con tu perro al lado mientras tú paseas en bicicleta o patines; sacar a los perros a nadar; llevarlos con todo y mochila de campismo a una excursión larga en las montañas; y adiestrarlos para las activas disciplinas de caza con anzuelo mecánico o de agilidad.

Mis padres hicieron lo mismo conmigo cuando vieron que empezaba a reaccionar negativamente por mi frustración ante la ciudad. Digamos que me metieron a un programa de adiestramiento de agilidad para humanos: se llamaba karate.

A los siete años empecé a practicar karate después de clases. Esta práctica me dio la oportunidad de encausar bien mi energía, y me permitió desarrollar la disciplina y organización que necesitaba para establecer las prioridades en mi vida, como ir a la escuela, hacer la tarea, cuidar a Regalito y ayudar con las tareas de la casa. A menudo me pregunto en qué tipo de persona me habría convertido si mis padres no hubieran detectado cómo me sentía, ni la forma en que estaba reaccionando. Posiblemente no habría llegado a ser la persona disciplinada y exitosa que soy ahora.

Y en cuanto a Regalito, me habría encantado saber entonces lo que sé ahora, que existen formas de darles a nuestros perros domésticos una probadita de libertad, es decir, precisamente lo que hicieron mis padres cuando, a su vez, tuvieron que meter en cintura a aquel niñito alterado y desbordante de energía.

Creo que nos sentimos atraídos a los perros porque
sabemos que podríamos ser tan desinhibidos como ellos
si no estuviéramos tan seguros de que somos superiores.
—George Bird Evans, autor y criador de perros

Encontrar la libertad personal

Para ti ¿qué significa "libertad"? Para mi amiga Jada Pinkett Smith puede ser algo tan simple como pasar horas sola en las colinas paseando con sus perros, alejada del celular, los compromisos de negocios y los paparazzi. Para Jahira, mi prometida, es saber que estoy seguro y sano cuando me encuentro de viaje lejos de casa. La libertad para ella significa no tener preocupaciones. Para Andre, mi hijo mayor, significa relajarse en la playa y escuchar música; para Calvin, el más chico, representa tener el tiempo y el espacio necesarios para crear cosas: dibujar, diseñar libros de cómics y escribir historias. Cada vez que le pregunto a la gente qué significa "libertad", recibo una respuesta diferente.

Los perros no tienen que aprender lo que es la libertad porque ya forma parte de su ADN. De hecho, todo el tiempo nos expresan lo mucho que la necesitan, y nuestro deber como sus guardianes es ofrecerles tanta como nos sea posible. Los humanos también expresamos cuánto necesitamos la libertad, pero por desgracia, no siempre sabemos qué es lo que queremos hacer con ella. A veces nos toma algo de tiempo averiguarlo.

Gracias a mi experiencia al trabajar con la gente y sus perros, he comprendido que ese sentimiento de sofocamiento que tienen muchos humanos, no es producto de límites físicos, restricciones de tiempo ni de las leyes que rigen nuestro comportamiento, sino más bien, de barreras mentales y emocionales que bloquean nuestro instinto natural y nos constriñen el espíritu. Por ejemplo, muchos de mis clientes dicen: "Mi perro no puede estar en compañía de otros perros jamás", o "es imposible adiestrar a mi perro". La gente, sin embargo, no se da cuenta de que, con base en sus propios miedos y dudas personales, le está imponiendo límites y restricciones arbitrarios a otro ser vivo. Mi labor consiste en evidenciar el hecho de que esas limitaciones comienzan en su propia mente, y que al imponérselas a sus perros, no sólo coartan la libertad de sus mascotas, sino también la suya.

Los perros saben algo que los humanos ignoran: la libertad proviene del interior. No es un objeto ni un lugar, es una forma de ser.

Cómo expresan los perros la libertad

- Utilizando sus sentidos para explorar y celebrar el mundo que los rodea.
- Aceptando su lugar en la manada y comprendiendo que las reglas constantes, los límites y las restricciones les dan la libertad de ser quienes son.
- Viviendo el momento sin arrepentirse del pasado ni sentir ansiedad por el futuro.

- ✅ Expresándose tal como son, sin sentir vergüenza y sin preocuparse por cómo lucen, suenan o huelen.
- ✅ Ejercitando las habilidades específicas de su raza, como el arreo de ganado, la caza, la recuperación de objetos y gente, y el rastreo.

La enciclopedia de los perros

Para cuando tuve nueve o diez años, de verdad me sentía como pez fuera del agua en la escuela. Los chicos populares no estaban interesados en mí, y a pesar de que uno de ellos se sentaba conmigo a la hora del recreo, en cuanto llegaba alguien más interesante se levantaba y se iba.

Con Regalito nunca tuve que preocuparme por eso. Cuando regresaba corriendo de la escuela, él me recibía como si fuera la estrella de cine más famosa del mundo. Nunca estaba a la espera de que llegara alguien mejor, sólo quería estar *conmigo*. Regalito quería hacer cualquier cosa que *a mí* se me antojara, sin importar si era jugar a las escondidas o correr kilómetros enteros a lo largo de la playa. Y si nada más tenía deseos de quedarme sentado en silencio con mis pensamientos, Regalito también estaba dispuesto a permanecer a mi lado. Nunca hubo conflictos ni negociaciones. Realmente éramos mejores amigos y estábamos en completa sincronía. A Regalito nadie lo entendía como yo, y a mí nadie me entendía como él.

Siempre había estado enamorado de los animales pero mi interés en los perros se empezó a convertir en una pasión desbordante. Me parecía que, con sus garras, sus cuatro patas mullidas y sus colitas, formaban una especie completamente distinta a las otras sobre la Tierra, y que con ellos podía conectarme mucho mejor espiritual y emocionalmente que con cualquier otro ser humano en mi vida. Los perros tenían todas las cualidades que yo aspiraba a tener: una fuerza discreta, capacidad de adaptación, espíritu juguetón, determinación, empatía, paciencia y sabiduría. Yo amaba a mi familia y sabía que ellos me amaban a mí, pero con los perros me sentía distinto. Me sentía completo.

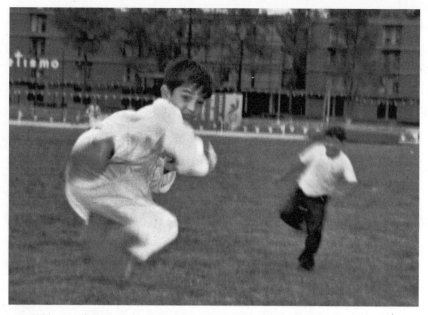

El karate fortaleció la confianza y seguridad en mí, mientras me adaptaba
al estilo de vida en Mazatlán.

Cuando cumplí diez años mi madre me regaló una *Enciclopedia de los*
perros que había ordenado por correo. Ese libro cambió mi vida. Cuando
lo abrí, sus páginas me revelaron de repente un mundo nuevo y maravilloso. La mayoría de los perros que había visto en México se parecían
entre sí, eran el mismo tipo de animal desaliñado de rancho con pelaje
gris en tonalidades cafés, parecido al coyote; pero en mi enciclopedia
aparecían cientos de razas de todas formas, tamaños y colores, y yo las
veía como exóticas y raras gemas.

Vi al lobero irlandés, tan enorme que me costaba trabajo creer que
fuera real; al chistosísimo shar pei con la cara arrugada; y al san Ber-
nardo, que aparecía en medio de una colina cubierta de nieve, algo que
yo jamás había visto.

De pronto me dieron ganas de conocer la historia de la evolución de
los perros y saber cómo llegaron a convertirse en esos asombrosos animales que ahora veía en mi libro; quería saber cómo, cuándo y dónde se
produjo cada raza, y con qué propósito. Quería conocer y coleccionar

perros de todas las razas sobre las que había leído en mi enciclopedia. Quería que todos fueran mis mejores amigos como ya lo era Regalito.

Los perros son nuestro vínculo con el paraíso. Ellos no conocen ni el mal, ni los celos ni el descontento. Sentarse con un perro en la ladera de una colina en una tarde gloriosa, es como estar de vuelta en el Edén, un lugar en donde no hacer nada no significaba estar aburrido sino estar en paz.
—Milan Kundera

Mi primer perro de raza pura

Un día iba caminando a casa de regreso de la escuela y, por primera vez en mi vida alcancé a ver de cerca a un perro de raza pura. Era una hermosa y bien cuidada setter irlandés con largo pelaje rojo que flotaba en el aire, orejitas planas y esponjadas, y un perfecto andar con cabriolas como de pasarela. Naturalmente, sabía que era una setter irlandés gracias a mi *Enciclopedia*, que para ese momento, ya se había convertido en mi biblia.

Después de indagar un poco me enteré de que el dueño de la setter era el doctor Carlos Guzmán, y que vivía en la zona rica de la ciudad. El doctor Guzmán poseía, criaba y exhibía setters irlandeses de pura raza, ganadores de premios. Él fue la primera persona a la que vi paseando un perro en Mazatlán. Siempre lo hacía a las tres de la tarde. El hombre se había hecho de una fortuna practicando abortos ilegales, que en aquel entonces eran muy solicitados en los círculos de la clase alta. Mi madre, que era una católica muy devota, lo rechazaba por esta razón. A mí, sin embargo, lo único que me interesaba del doctor Guzmán eran sus perros, así que empecé a seguirlo durante sus paseos entre semana, y el acecho se convirtió en mi ritual.

El doctor siempre paseaba a algún perro más o menos a la misma hora que yo salía de la escuela. Mi estrategia consistía en esperar en una esquina hasta que lo veía pasar frente a mí, y luego lo seguía de lejos. Un día, sin embargo, reuní valor suficiente para acercarme. De hecho, esa tarde lo seguí por toda la calle, ¡debo haberle causado un gran susto!

Caminé presuroso por la inclinada y airosa colina y, cuando lo alcancé, ya casi sin aliento, empecé a preguntarle todo lo que se me ocurrió acerca de su perro y de la raza. Prácticamente le escupí las preguntas.

En cuanto el doctor Guzmán se repuso del susto, sonrió. Creo que le parecí gracioso o, tal vez, notó que mi pasión por los perros era sincera, lo cual no era típico en un muchachito mexicano de clase trabajadora. Cuando le pregunté si me podría regalar un cachorrito cuando naciera, sus ojos brillaron. Y aceptó. Porque, ¡claro!, yo sabía que tarde o temprano habría cachorritos porque en aquel tiempo en México nadie —en serio, *nadie*—, esterilizaba ni castraba a sus perros. En la cultura mexicana, la idea de despojar a cualquier macho de su "hombría", es un tabú. Incluso si el macho es un perro. Ésta es una situación peligrosa que estoy tratando de cambiar, y por eso educo a la gente y le explico que la esterilización y la castración son necesarias para reducir la cantidad de perros abandonados y callejeros que, tan sólo en Estados Unidos, se estima que asciende a más de seis millones.

El doctor Guzmán me dio un cachorro, era una hembra setter a la que bauticé como Saluki. Un saluki es un sabueso que caza visualmente; los antiguos egipcios los criaron, y yo leía sobre ellos todo el tiempo. Me gustó la idea de bautizar a mi nueva perrita en honor a una de las primeras razas de las que se tuvo registro en la historia; además, sí parecía una pequeña saluki. Todo esto me hizo sentir vinculado a los perros de una manera que, de paso, rendía homenaje a su pasado.

Tiempo después descubrí que el doctor Guzmán me había dado al perrito "más feo" de la camada. Como le gustaba exhibir a sus perros, me dio el que tenía menos probabilidades de ganar algún concurso de belleza de setter irlandés. Saluki era una chica de huesos grandes y no tenía la gracia ni los rasgos femeninos que requería un setter irlandés con calidad de exhibición. Yo, por supuesto, ni siquiera notaba la diferencia y, aunque hubiera podido hacerlo, no me habría importado. Estaba muy emocionado y orgulloso de tenerla para mí solo. A mis ojos, ella era el perro más hermoso y perfecto del mundo.

Mi madre se sorprendió cuando me vio llegar a casa con una nueva mascota pero siempre me apoyó en mis pasiones. Mi papá estaba tan obsesionado con los animales como yo, así que no puso ninguna objeción. Y Regalito estuvo feliz de tener una nueva amiga de tiempo completo con quien jugar mientras yo estaba en la escuela.

Criar a Saluki —el primer perro pura sangre que tuve—, me dio mucha alegría y un sentido aún más exacerbado de la responsabilidad. Estaba decidido a no volver a cometer los mismos errores que con Regalito, y además, ya empezaba a detectar lo que necesitaban los perros para ser felices en la ciudad. Lo más importante era que estaba aprendiendo cuán trascendente era la sensación de libertad tanto para mí como para mis perros.

Conforme Saluki fue creciendo, empecé a pasearla con Regalito. A mí no me gustaba que el doctor Guzmán paseara a sus perros con correa porque, en mi opinión, no les daba suficiente libertad. Como en aquel entonces en México no había ninguna ley respecto a las correas, yo podía caminar con Saluki suelta a mi lado, y como yo satisfacía su importante necesidad de libertad y ejercicio —las ganas de salir, de oler las cosas, caminar y moverse con su manada—, fue muy fácil enseñarle a que fuera perfectamente obediente y que siempre se mantuviera a la derecha o detrás de mí. Los vecinos pensaban que era una especie de truco de magia porque, como dije, en México los perros no seguían a la gente.

Para mí, los "días de perros" simbolizan una euforia apocalíptica, libertad caótica, correr realmente rápido con los ojos cerrados.
—Florence Welch, de Florence and the Machine,
en su exitosa canción *Dog Days Are Over*

Una casa junto a la playa

Mi padre trabajaba arduamente durante muchas horas al día como fotógrafo y camarógrafo independiente. Para cuando cumplí doce años, ya había logrado ahorrar suficiente dinero para comprarnos una casita en Mazatlán, a sólo dos cuadras de la playa. Tenía un patio al frente para los perros y más espacio para nuestra creciente familia que ahora nos incluía a mí, a Nora, a Mónica —mi hermana más chica—, y a mi nuevo hermanito, Érick.

Mudarme a la casa nueva me hizo sentir que las puertas de la perrera se habían abierto al fin. Escuchar el rugido del mar tan cercano, me proporcionaba una sensación primitiva y natural que me hizo celebrar sus sonidos y sus aromas. Olía a libertad, a futuro.

Por supuesto, llevé a mis dos perros conmigo. Regalito ya tenía sus años pero, desde que empecé a aprender más acerca de cómo satisfacer sus necesidades y a caminar con él y Saluki, se volvió un perro mucho más alegre. Desde el primer instante que nos alejamos de aquel apretujado departamentito del segundo piso, ambos fueron más felices aún.

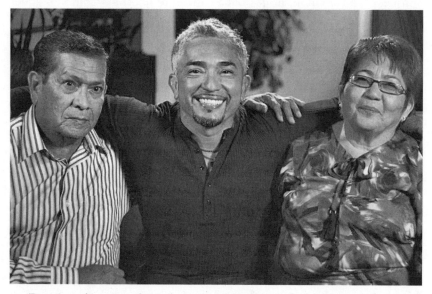

De mis padres aprendí mucho acerca del trabajo y la compasión. Ellos siempre han sido mi más fuerte apoyo y mis más leales seguidores.

Conforme crecí y empecé a alejarme cada vez más de mi barrio para explorar la ciudad solo, fui encontrando gente que me preguntaba sobre mis perros porque veía que me acompañaban a todas partes. No tardé mucho en convertirme en el niño raro que estaba loco por los perros, lo cual me convino porque, cada vez que alguien tenía un cachorrito adicional, me preguntaba si lo quería. Y yo nunca decía que no. De hecho también revisaba los anuncios clasificados en busca de gente que vendiera perros o cachorros. Mis padres estaban encantados de que hubiera encontrado mi pasión, y por eso siempre me ayudaron con alegría en mi nueva área de interés.

En algún momento tuve a Kitsey, un Alaska mestizo; a Oso, un samoyedo; y a Ozzie, un husky. Empecé a pasearlos juntos con cada vez más frecuencia —como manada, sin correa—, y poco a poco fui testigo de cómo florecieron sus personalidades conforme se fueron sintiendo más relajados, más capaces de socializar, y más como los perros que había conocido en el rancho. Siento que, en muchos sentidos, ésa fue mi primera lección de comportamiento canino con adiestramiento práctico. Vi que cuando les ofrecía a mis perros incluso la más pequeña probadita de esa libertad a la que tenían derecho por nacimiento, ellos correspondían a mi regalo con obediencia, lealtad y un afecto multiplicado varias veces. En aquel tiempo me empezó a parecer que la libertad era como caminar por las calles de Mazatlán o correr por la playa seguido de mi manada de hermosos perros con excelente comportamiento.

Y una vez más, mis padres aceptaron a cada nuevo miembro de la familia con gozo. Mamá solía decir: "Nada más le voy a poner más agua a los frijoles", y cuando papá estaba en casa, siempre recorría las taquerías cercanas a la hora del cierre para pedir que le regalaran las sobras.

Amor y libertad

Mi pequeño Regalito vivió hasta los doce años de edad y murió de una forma tranquila y natural en la casa junto a la playa. Nada mal para un perro que pasó la mayor parte de su vida adulta encerrado en un caliente y polvoso departamentito y que casi siempre comió sobras porque la comida para perros era entonces un artículo de primer mundo.

A veces me siento triste cuando recuerdo a Regalito. No me tardé mucho en descubrir que muchos de los problemas de comportamiento de los perros surgen porque éstos pasan todo el día encerrados; por eso juré que no volvería a permitir que eso le sucediera a otro de mis perros. Sé que hice mi mayor esfuerzo por cuidar bien a mi primer perrito pero, de todas maneras, si pudiera le ofrecería disculpas. A pesar de que yo era solamente un niño que ignoraba muchas cosas, desearía volver en el tiempo y liberar a Regalito para que corra kilómetros enteros en la playa o para enviarlo de vuelta al rancho de mi abuelo, en donde pudo haber vivido de una manera más natural, al lado de los otros perros de la manada.

Por supuesto, la única forma en que puedo compensar a Regalito ahora, es ayudando a otros perros lo más posible para que nunca tengan que vivir con restricciones a pesar de la forma en que se vive la vida en nuestro antinatural mundo humano. Quiero ayudar a todos los perros a que experimenten su propia definición de "libertad" y a que tengan una vida que les permita expresar por completo su esencia animal.

El verdadero amor implica apoyar y ayudar a otra persona o animal a que logre algo importante para él o para ella, es decir, satisfacer sus deseos antes que los tuyos. Los perros nos muestran amor todo el tiempo, son súper sensibles a nuestras necesidades y se esfuerzan al máximo por satisfacer nuestras exigencias humanas de compañía, amor y obediencia. Nosotros, en cambio, decimos que "amamos a nuestros perros" pero con frecuencia los tratamos como si sólo existieran para nuestro placer y conveniencia. Ignoramos sus necesidades y deseos natos de ejercicio, disciplina y afecto. A menudo mis clientes les proveen afecto, afecto y más afecto a sus mascotas, porque así es más sencillo y porque eso es lo que ellas piden en el momento. Sin embargo, yo trato de hacerle entender a la gente que para amar a un perro de verdad, tienes que aprender a satisfacer sus necesidades por encima de las tuyas.

¿Qué pasaría si tomáramos la fórmula del éxito con los perros que he usado con cientos de clientes y la aplicáramos a nuestras relaciones con la gente? ¿Qué tal si hiciéramos a un lado nuestros deseos egoístas y tratáramos primero de entender lo que los demás —cónyuge, amigo, pareja, niño, padre, empleado, jefe— necesitan para ser felices? ¿Qué tal si dejáramos de controlar a los otros y de manipular las situaciones y, en lugar de eso observáramos y escucháramos lo que en realidad están tratando de decirnos? ¿No nos serviría muchísimo para ayudar a todos los que tocamos, a que gocen de un poco más de paz y libertad en sus vidas?

En una de sus famosas canciones, Sting dijo: "Si amas a alguien, déjalo libre." Pero tal como te lo podrán decir tus padres, eso no es nada fácil. Hoy en día, mi más grande desafío consiste en permitir que mis hijos, Andre y Calvin, sean libres para cometer sus propios errores sin que yo intervenga. Me digo que, al tratar de ayudarlos en su carrera, de asegurarme de que estudien y de darles consejos, ya estoy satisfaciendo sus necesidades. No obstante, mucho de lo que hago lo hago por mí, porque soy egoísta y necesito sentir que soy un buen padre. Pero, ¿qué es lo que requieren mis muchachos? Aunque me cueste mucho trabajo aceptarlo a veces, sé que necesitan que los deje ser libres y que les permita hundirse o nadar por sí mismos.

Por ejemplo, Andre, mi hijo mayor, vivió con mi exesposa durante el período más desagradable de nuestro divorcio. Como, de hecho, se convirtió en "el hombre de la casa", decidió que tenía la madurez suficiente para mudarse y vivir solo a pesar de que todavía ni siquiera se graduaba de la preparatoria. Creyó que podía tener su propio departamento, cuidar completamente de sí mismo y seguir atendiendo sus clases y pasando los exámenes finales.

Yo estuve en total desacuerdo con esa decisión pero él no me escuchó, así que tuve que quedarme callado para poder preservar mi relación con él, la cual era entonces muy frágil. Ese año, tal como lo predije, Andre reprobó los exámenes finales y no pudo graduarse con su generación. Después de su impactante encuentro con la realidad, por fin se concentró en sus estudios y obtuvo su certificado de Educación General, sin embargo no pudo vivir la experiencia de ponerse toga y birrete, caminar hasta la tarima con sus compañeros de generación y celebrar esa importante ocasión con sus amigos y colegas. Ahora se arrepiente pero, si yo no le hubiera dado la libertad de cometer sus propios errores, probablemente ahora ni siquiera nos hablaríamos.

Luego está Calvin, mi hijo menor, el que se parece más a mí. Él es el más curioso, rebelde, belicoso y liberal.

Cuando tenía dieciséis años consiguió su propio programa de televisión en Nickelodeon: *Mutt and Stuff*. Era un programa infantil de una escuela para perros, y los perros eran marionetas. Para ese momento, Calvin sólo había tomado clases de actuación durante tres meses. Cuando llegó la hora de filmar los primeros episodios, le entregaron los guiones y le dijeron que practicara y memorizara sus parlamentos antes de la filmación.

Pues bien, Calvin sintió que esos tres breves meses de clases de actuación que había tomado le permitirían saltarse el resto del trabajo y sólo aparecer en el set de filmación y brillar como una estrella. A pesar de que le ofrecí varias veces repasar sus parlamentos con él, me dijo que tenía todo bajo control, y que en cuanto llegara a filmar, todo se acomodaría. Una vez más, me costó muchísimo trabajo mantener la boca callada y dejarlo cometer sus propios errores sin advertirle que, muy probablemente, pondría en riesgo toda la serie.

Como era de esperarse, el primer día de filmación llegó y Calvin estaba penosamente desprevenido. Toma tras toma siguió confundiéndose u olvidando sus parlamentos por completo. Esto sucedió durante varias semanas de filmación y el director del programa se empezó a sentir cada vez más frustrado, hasta el punto en que les dijo a los productores que deberían despedir a Calvin y reemplazarlo con un actor infantil *profesional*.

Ésa fue la llamada de atención que necesitaba Calvin. En cuanto su empleo estuvo en riesgo, se puso las pilas, se aprendió los diálogos y se preparó para hacer el mejor programa posible. El resultado: en su primer año al aire, el programa obtuvo dos nominaciones para los premios Daytime Emmy, incluyendo el de Mejor programa preescolar. A pesar de que le advertí lo que sucedería si no practicaba, siento que no me creyó porque los adolescentes tienen esa tendencia incrustada en el ADN. Me alegra haber contenido mi enojo y frustración hasta que mi muchacho aprendió por sí mismo esta lección tan fuerte.

¿Y yo? Bueno, mi definición de "libertad" ha evolucionado con el paso del tiempo. Pienso en ella de la misma manera que lo hace un perro. Cuando mi nivel de respeto es alto, mi confianza aumenta, y cuando mi confianza aumenta, mi lealtad se hace más fuerte. Entonces puedo ser libre.

Los perros también me han enseñado que la sensación de libertad es fundamental para llevar una vida equilibrada. Tú mismo puedes observar cómo se manifiesta la verdadera naturaleza de tu perro en cuanto le quitas la correa y lo dejas trotar libremente por el campo. Ahora cierra los ojos e imagina esa libertad para ti. Imagina vivir "sin correa" y liberarte de las restricciones y miedos que tú mismo te impones.

LECCIÓN CANINA #2
CÓMO EXPERIMENTAR LA LIBERTAD

- Sigue tu pasión y obedece a tus instintos. Tu pasión produce la energía que alimenta tus logros, y tus instintos son la brújula que te guía durante los desafíos de la vida.
- Trata de detectar cuándo te sientes triste, confundido, frustrado o ansioso. Estas emociones imponen límites, y experimentarlas con frecuencia podría ser señal de que tienes que realizar un cambio en tu vida. Si no les prestas atención, las emociones reprimidas en verdad pueden llegar a causarte enfermedades físicas.
- Sé honesto contigo mismo respecto a quién eres realmente. Cuando la imagen que tenemos de nosotros es una ilusión, nos condenamos a decepcionarnos a nosotros mismos y a quienes nos rodean.
- Cuando llegue el momento de rendirte frente a las situaciones que no puedes controlar, acéptalo.

LECCIÓN 3

Confianza

Sin importar qué tan poco derecho tengas a sentir confianza,
es mejor actuar como si la tuvieras.
—Lillian Hellman

D aisy era una cocker spaniel color azabache, con unos brillantes ojos negros que, una tarde a finales del invierno de 1991, me miraron con suspicacia. El día que la conocí, tenía el pelaje demasiado largo, sucio y un poco apelmazado. Sobre sus ojos caían largas mechas, y noté que ya tenía muy enrolladas las uñas y se le estaban enterrando en las garritas.

Daisy temblaba cuando la abracé. Recuerdo que mis nuevas jefas —las señoritas Nancy y Martha, copropietarias de Chula Vista Grooming—, se miraron con inquietud. Sin duda alguna, tenían la esperanza de que la perrita no me atacara de la misma forma que las había atacado a ellas con anterioridad. Las escuché hablar nerviosamente entre sí, pero no comprendí nada de lo que decían porque en ese momento lo único que sabía yo decir en inglés era el equivalente a: "¿Tiene solicitud trabajo?"

Nada de esto me preocupó porque en Chula Vista Grooming había alguien a quien entendía a la perfección; y aunque no me habló, le entendí incluso mejor que si se hubiera dirigido a mí en español. Era precisamente Daisy. Nadie se había dado cuenta pero la perrita ya me estaba diciendo todo lo que necesitaba saber sobre ella.

De pronto se desvanecieron todas las distracciones y sólo quedamos ella y yo. Acababa de cruzar la frontera estadounidense apenas unas semanas antes, y desde entonces no me había sentido tan tranquilo y calmado como cuando conocí a Daisy. La miré y deslicé mis manos sobre su pelaje. Ella me devolvió la mirada y dejó de temblar.

La llevé a la mesa de acicalamiento y me dispuse a trabajar.

Los perros hablan, pero sólo lo hacen con quienes saben cómo escuchar.
—Orhan Pamuk

Cómo crucé el río

Ya he escrito sobre a cómo llegué a Estados Unidos y cómo crucé el Río Bravo en busca de una nueva vida. El dinero que traía me alcanzó para llegar hasta un lugar que creí que era la ciudad de San Diego, pero en realidad todavía estaba a dieciséis kilómetros, en Chula Vista. Los reporteros y entrevistadores han transformado esta experiencia en la historia por excelencia del "inmigrante con las manos vacías que la hace en grande", pero las cosas son más complejas que eso. Nadie ha escrito respecto al miedo y la inseguridad que rodearon mi anécdota.

Cuando era adolescente, mi creciente interés en los perros me ayudó a hacerme una idea de cómo sería mi futuro. Solía ver programas de televisión como *Lassie*, *Rin Tin Tin*, y *La pandilla*, y siempre me quedaba asombrado con lo que podían hacer los "actores" caninos. Gracias a la profunda conexión que tenía con los perros, en el fondo de mi corazón sabía que quería construir mi carrera trabajando con animales y enseñándoles a hacer cosas asombrosas para las cámaras. Por supuesto, eso no iba a ser posible en México debido a la carencia de una cultura de respeto hacia los perros. No tenía idea de cómo lo lograría pero decidí irme a Estados Unidos y convertirme en adiestrador canino para Hollywood.

Fue un par de semanas después de Navidad. Ya había cumplido veintiún años. Tenía hambre y frío, y estaba mojado. Me encontraba muy lejos de mis padres y mis hermanos que se habían quedado en Mazatlán, y de mis abuelos en Culiacán. Me quedé parado en medio del Río Bravo, al sur de la frontera entre México y Estados Unidos. El agua sucia y helada me llegaba al pecho. A mi lado estaba el *coyote* al que le había pagado para que me llevara a mi nueva vida. Como ya sabes, en México se conoce como *coyotes* a quienes ayudan a otros a cruzar la frontera de manera ilegal.

Estaba desesperado por llegar al otro lado, en donde alcanzaría mi sueño americano y me convertiría en el mejor adiestrador de perros del mundo.

Pasada la medianoche, cuando ya estaba completamente oscuro, empecé a dudar. Al hombre que me acompañaba le sentaba bien el nombre: se veía tan enjuto y hambriento como un coyote. Ya le había entregado los cien dólares que mi padre me dio en la víspera de Navidad, y estaba seguro de que planeaba matarme. Pero ya no tenía opción, así que sólo seguí las instrucciones que me dio entre murmullos, hasta que por fin, exclamó: "¡Corre!"

Me condujo hasta un estrecho y oscuro túnel, y pensé: "Aquí es donde me va a matar." En ese momento sólo podía confiar en tres cosas: el coyote, Dios y yo mismo. Fue un verdadero salto de fe.

Obviamente, el coyote no me mató, al contrario, me ayudó a cruzar la frontera con seguridad. Cuando pisé el suelo estadounidense, sin embargo, no sentí la euforia que esperaba. Más bien, la realidad de mi situación empezó a abrumarme. No tenía dinero, no hablaba el idioma, no tenía comida ni un lugar donde vivir. Y para colmo, no tenía idea de por dónde empezar.

Mis años de adolescencia en Mazatlán fueron todo un reto porque yo era un chico más bien inseguro. No obstante, había dos cosas en el mundo respecto a las que me sentía muy confiado: mi entrenamiento como karateka y mis habilidades con los perros. En nuestra cultura mexicana no se consideraba normal que alguien pasara tanto tiempo con los perros, y por eso mis compañeros de la escuela me trataban con suspicacia y se esforzaban por ridiculizarme. Me llamaban "el perrero" o "el chico de los perros sucios". Me acosaban, me excluían de sus círculos sociales y hablaban mal de mí a mis espaldas. Creo que sobreviví a sus burlas constantes sólo porque en casa me esperaban mis perros, preparados para brindarme su amor incondicional y compañía.

De los archivos de la ciencia

La ciencia de la confianza

De acuerdo con la publicación *Journal of Personality and Social Psychology*, el simple hecho de tener un perro puede fortalecer la confianza en los seres humanos. En un ensayo intitulado "Friends With Benefits: On the Positive Consequences of Pet Ownership", el afamado investigador Allen R. McConnell describe estudios de largo plazo que han demostrado que, además de ser más conscientes y extrovertidos, y de sentir menos miedo y preocupaciones que la gente sin animales, los dueños de mascotas tienen una autoestima mayor, mejor condición física, y una tendencia menos marcada a la soledad.[2] En un segundo experimento en el que se utilizó solamente a propietarios de perros, se descubrió que estas personas tenían una noción todavía mayor de bienestar porque los perros incrementaban los sentimientos de pertenencia, autoestima y posesión de una existencia significativa, de sus dueños.

A pesar de que siempre me sentí distinto a mis compañeros de clase, conservé una fuerte pasión que me impulsó a seguir adelante. Una voz en mi interior me decía que yo poseía un don especial y que no debía renunciar jamás. Desde que me gradué de la preparatoria en Mazatlán, me volví muy bueno para confiar en mis instintos y encontrar el camino correcto hacia donde quería estar, como sucedió cuando obtuve un empleo como técnico y peluquero canino en uno de los pocos locales veterinarios de la ciudad.

Pero una vez que me descubrí sucio y hambriento en aquel nuevo, extraño e intimidante país llamado Estados Unidos, sentí miedo de que mi confianza me abandonara.

En la parte de atrás de la manada

Cuando llegué a California supe que no sería fácil triunfar en Estados Unidos pero estaba muy emocionado de vivir la aventura de todas maneras, ya que tenía muchísimas cosas nuevas por ver, aprender y explorar.

Antes que nada, tenía que encontrar la manera de ganar suficiente dinero para alimentarme. Caminé por las calles de Chula Vista y me fui deteniendo en distintas tiendas para preguntar: "¿Tiene solicitud trabajo?" En varios lugares la gente me dio un par de dólares a cambio de barrer banquetas, bodegas o cocheras. No eran precisamente labores que me infundieran confianza, pero trabajar con ahínco me hizo sentirme un poco mejor respecto a mí mismo.

No tardé mucho en descubrir que, en Estados Unidos, la mejor manera de conseguir empleo era aceptar los trabajos que los estadounidenses preferían no hacer. Eso significaba lavar automóviles, limpiar ventanas, barrer pisos y regar estacionamientos y aceras con manguera. Los primeros tres meses dormí en un campamento para indigentes que encontré oculto debajo de una carretera. En ese tiempo también descubrí la alegría de los hot dogs de veinticinco centavos del 7-Eleven.

Tras unas cuantas semanas en Chula Vista, empezó a menguar el optimismo con el que había cruzado la frontera. Traté de luchar contra ese sentimiento pero creo que ahora puedo admitirlo: tenía miedo. Todavía no sabía cómo me construiría una vida real en ese extraño país. Caminé por las calles tratando de armar un plan, y algunas personas me gritaron como si estuviera sucio y no perteneciera al lugar. Hasta antes de eso, nunca había sentido que perteneciera al fondo de la manada. Por eso no dejaba de preguntarme: "¿Qué estoy haciendo aquí? ¿Tengo siquiera algo que ofrecerle a este lugar llamado Estados Unidos?"

En México nos acostumbran a pensar que los estadounidenses lo saben todo y son los mejores del mundo porque, finalmente, nos pasamos el tiempo viendo películas en las que su país salva al mundo. Porque yo no recuerdo ninguna película en la que México salve al mundo, ¿tú sí? Por otra parte, algunos estadounidenses crecen creyendo que los inmigrantes mexicanos son ciudadanos de segunda clase. Bueno, pues en aquella época de mi vida, yo sentía que era incluso menos que eso.

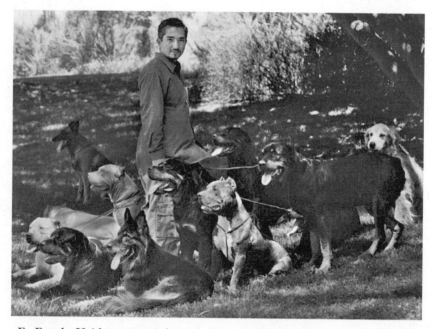

En Estados Unidos empecé trabajando en una estética, pero poco después ya estaba adiestrando a mis primeros clientes caninos.

Wayne Brady

Wayne Brady, actor, cantante, comediante y anfitrión del programa *Let's Make a Deal*, ha confesado que, el extrovertido presentador que parece ser en televisión, se aleja muchísimo de la discreta persona que es fuera de cámaras. "Jamás me describiría como una persona sociable —explica—. En el escenario me comporto de cierta manera porque ése es mi trabajo... pero creo que uno nunca debe confundir el trabajo de alguien con su verdadera personalidad."

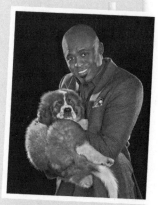

Wayne cuenta que ha sido introvertido desde que era adolescente, y que en general, les teme a los eventos sociales y a conocer gente nueva: "Si no eres una persona sociable, te resulta muy fácil sentarte por ahí y aislarte. No voy a ahondar en el asunto pero esto en realidad proviene de situaciones durante mi niñez en las que me sentí acosado. Con el paso del tiempo aprendí a defenderme y a alzar la voz, pero la tendencia a no mezclarme con los demás ya la tenía arraigada. Porque si le hablas a alguien, si le dices algo, entonces surge la oportunidad de que esa persona te lastime o te trate de tal manera que te haga sentir incómodo."

La rottweiler de Wayne, lo cambió todo. "Charlie, mi perrita, puede entrar a una habitación y dirigirse hasta la persona que más infeliz se ve, la que menos ríe, y extenderle su patita para que la estreche —explica—. El hecho es que, es tan abierta y está tan dispuesta a ser amada y a exponerse... que he aprendido bastante de ella. Ahora sé que no me cuesta nada caminar hasta alguien, saludarlo, presentarme y sonreír. Ésa es la lección que aprendí de Charlie, y trato de practicarla lo más posible porque es algo que no se me da naturalmente. Ella me ha inspirado a abrirme de esa manera."

Help Wanted

Mi perspectiva cambió cuando vi el letrero de Help Wanted (Se busca empleado), en la ventana de una pequeña fachada blanca que decía *Grooming*. Aunque no sabía inglés, sabía de qué tipo de trabajo se trataba porque en la puerta del local había fotografías de un perro, un cepillo y una secadora de pelo. Para ese entonces yo ya había trabajado dos años acicalando perros en el consultorio de un veterinario en Mazatlán y sabía que tenía una habilidad real que ahora sí iba a poder poner en uso.

El problema era convencer a los dueños de que me contrataran porque no tenía papeles ni una dirección fija, y mucho menos, número de seguridad social. Además, ni siquiera hablaba inglés. Entré al local y me dirigí al área de recepción. Ahí, detrás del mostrador, vi a dos mujeres mayores, como de unos sesenta años. Ambas eran bastante sencillas: cabello canoso, sin maquillaje y con ropa holgada, simple y sin pretensiones. Se presentaron como Martha y Nancy; más tarde me enteré de que tenían más de veinte años de ser dueñas y gerentes de Chula Vista Grooming, y que el lugar ya era muy conocido en el vecindario.

Usé la única frase que sabía en inglés: "¿Tiene solicitud trabajo?", y llené la forma que me entregaron lo mejor que pude. Las señoras leyeron la solicitud que sólo pude llenar a medias y se me quedaron viendo. Luego, en lugar de darme una escoba o un trapeador como lo habían hecho todos mis empleadores anteriores, la señorita Nancy me mostró una fotografía con la imagen de cómo debía lucir un cocker spaniel perfectamente acicalado. La examiné y asentí. Luego la señorita Nancy volteó a ver a la señorita Martha, y ésta me hizo un gesto para que la siguiera hasta un cuarto en la parte de atrás.

Ahí encontré todo lo necesario para asear y acicalar: una secadora industrial, una tina, una mesa con plancha metálica... y una pequeñita cocker spaniel negra encogida de miedo que gruñía en un tono grave y amenazante. Era Daisy.

Cómo recobré mi confianza

Jamás sabré por qué aquellas dos mujeres decidieron confiar en un flacucho inmigrante mexicano de veintiún años que llegó de repente de la calle. En aquel entonces tampoco conocía la historia que tenían con la perrita; no fue sino hasta mucho tiempo después que supe que Daisy llevaba meses aterrorizando tanto a los empleados de la estética canina como a sus dueños, y que estos últimos ya la consideraban una causa perdida.

En ese instante sólo supe lo que pasó enseguida.

Las señoritas Nancy y Martha observaron estupefactas cómo Daisy dejó de temblar en cuanto la tomé entre mis manos. A pesar de que todos la veían con miedo, como si fuera un monstruo, yo me percaté de inmediato de que no era una perra agresiva por naturaleza. Sólo se sentía insegura.

Para mí, la energía y el lenguaje corporal de un perro expresan su discurso con la misma claridad con la que el lenguaje expresa el de cualquier ser humano, y por eso pude entablar una intensa conversación con Daisy de inmediato. Ella me habló de manera directa y, con su postura y sus movimientos, me indicó que no le gustaba que los desconocidos tocaran ciertas partes de su cuerpo. Yo, por supuesto, evité esas partes —su trasero y el vientre—, y más bien levanté suavemente su barbilla para ayudarle a enderezarse y a adoptar una postura de mucho orgullo. El instinto me dijo que, para acicalarla, tendría que fortalecer su confianza. Ella respondió enseguida como diciendo: "Gracias, ¡por fin alguien me escucha!", y entonces empecé a cortarle las uñas.

Ver la inseguridad de Daisy desvanecerse, hizo que todas esas semanas de dudar de mí mismo también desaparecieran. Por primera vez desde que dejé México, sentí que recobraba la confianza. En verdad tenía algo que ofrecer y, por la forma en que me miraban mis posibles empleadoras, ¡era evidente que los estadounidenses lo necesitaban!

Terminé de acicalar a Daisy y la devolví. Las señoritas Nancy y Martha estaban anonadadas pero felices, ¡muy felices! Fueron a la caja registradora, sacaron sesenta dólares y me los entregaron. Yo me negué con la cabeza y empujé suavemente el billete de vuelta. Trataba de decirles que era "demasiado". Ellas asintieron para animarme y señalaron la tabla con los precios en la pared para mostrarme que me iban a dar la mitad de los ciento veinte dólares que costaba el aseo de Daisy. Hasta ese día, todos mis empleos en Estados Unidos habían sido cosa de un solo día, pero las señoritas señalaron el calendario para indicarme que regresara al día siguiente.

Para la siguiente semana ya se había propagado entre la clientela de Chula Vista Grooming la noticia de que había un nuevo chico llamado César, y que podía trabajar incluso con los perros más difíciles. Los clientes notaron que, en lugar de estresarse, sus perros salían felices de las sesiones de acicalamiento, y de pronto la gente dejó de mirarme con el ceño fruncido. Ahora me sonreían y me agradecían cuando salía de la parte de atrás con los perros tranquilos y bien cuidados. Todas esas sonrisas de agradecimiento también sirvieron para fortalecer mi confianza.

Durante los meses siguientes, mis nuevas jefas y yo nos comunicamos en un español incompleto, y señalando los objetos. Así aprendí algunas palabras nuevas en inglés: "bañar", "secadora", "cortaúñas". Mis jefas me dieron sus llaves y me permitieron dormir y asearme en la oficina. Eso, y recibir la mitad de las ganancias de todos los trabajos de acicalamiento, me permitió ahorrar dinero y diseñar un plan lógico para convertirme en adiestrador profesional de perros.

Finalmente comprendí que tendría que mudarme al norte de Los Ángeles, en donde vivían y trabajaban todos los adiestradores de perros de Hollywood. Eso, por desgracia, significaba que, a nueve meses de mi llegada, tendría que dejar la seguridad que me había provisto Chula Vista Grooming.

Estuve, y siempre estaré en deuda con las señoritas Nancy y Martha por arriesgarse conmigo. Como no sabía mucho inglés, la única forma en que podía decirles que me iría, era devolviéndoles sus llaves. Naturalmente, estaba muy contento de ya para entonces haber aprendido a decir "muchas gracias".

🐾 Cómo desarrollan confianza los perros

- ✅ Conociendo su posición en su grupo o familia. Ser aceptados en una manada los hace sentir seguros.
- ✅ Dominando una habilidad. A veces puede ser algo tan sencillo como recuperar un objeto, nadar o ir por la pelota; o tal vez algo más complejo como arrear ganado o realizar actividades de agilidad.
- ✅ Teniendo un modelo a seguir, alguien con quien puedan jugar y explorar.
- ✅ Desarrollando una sensación de seguridad en su ambiente, su manada y su vida. Los perros temerosos no pueden tener confianza sino hasta que se sienten seguros.
- ✅ Enfrentando y superando desafíos, y aprendiendo constantemente nuevas habilidades. (Por eso los perros policía y militares tienen tanta confianza, porque enfrentan muchos más desafíos que los perros comunes.)

Fuera de la zona de confort

Cuando rehabilito a un perro inseguro, trato de sacarlo poco a poco de su zona de confort. Eso lo hago presentándole nuevos desafíos continuamente, y echando mano de mi propia confianza o del otro perro de mi manada para apoyar al inseguro.

La mayoría de los padres saben que en el mundo de los humanos, cada nuevo logro, incluso el más pequeño, fortalece al niño y le da confianza en sí mismo. Entre los perros sucede lo mismo.

Para ayudar a nuestras mascotas a superar su ansiedad, debemos esforzarnos en ser modelos a seguir fuertes y consistentes; modelos en los que puedan confiar, porque la confianza también fortalece la autoestima. El gran milagro consiste en que, cada vez que vigorizas la confianza de un perro, fortaleces la tuya aún más. Si te sientes inseguro respeto a tu relación con él, entonces no puedes ser un verdadero modelo a seguir. Cuando aprendes a liderar, guiar y cuidar a un perro de manera asertiva, entra en vigor la antigua ley del universo: Todo lo que des, lo recibirás multiplicado de vuelta.

Artistas de la confianza canina

Lo más hermoso del mundo canino es que el gran regalo de la confianza es recíproco. Esto significa que, entre más te conviertas en un líder sólido para tu perro, más crecerá tu autoestima. Tengo docenas de clientes que, aunque gozan de fama y éxito —como los Seinfeld (ver el siguiente apartado de: De los Archivos de la celebridades)—, renuncian a toda la autoridad que tienen sobre sus perros en cuanto llegan a casa; pero esto no debería suceder. Cuando basamos nuestra autoestima en el éxito y en las posesiones materiales, la confianza se puede volver débil y fugaz. El éxito financiero puede ir y venir, pero la capacidad de ser un líder ecuánime y resuelto, es algo que se manifiesta del interior hacia el exterior; es el tipo de confianza que nunca desaparece.

De los archivos de las celebridades

Jerry Seinfeld

"Todos me adoran, excepto mi perrito", me dijo en tono de queja Jerry Seinfeld, un cliente y amigo que siempre me hace reír.

Jerry es propietario de dos perros salchicha, José y Foxy, y me confesó que tenía problemas con uno de ellos. Foxy empezó a tratar a Jerry con hostilidad y parecía tenerle miedo. Bueno, a él y a todos los demás varones adultos, de hecho. "En resumen, Jerry ya la considera caso perdido", me dijo su esposa Jessica, una tarde.

Ésta era la primera vez que los Seinfeld tenían perros, y no sabían del todo cómo comportarse con sus nuevas mascotas. Esta inseguridad terminó socavando su autoridad frente a los animales, ya que estos tienden a obedecer y respetar menos a los humanos que dudan de sí mismos. La solución que propuse consistió en fortalecer la autoestima de la tímida Foxy, y al mismo tiempo, vigorizar la confianza de sus famosos dueños.

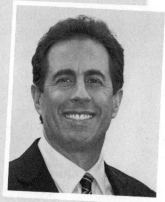

Para fortalecer la confianza de la perrita utilicé una correa, con la que le permití que se acercara a mí poco a poco, y para cuando terminamos el ejercicio, ella ya estaba investigando alrededor de mi pierna con un poco de duda, pero llena de curiosidad.

En cuanto a los propietarios, le asigné a Jerry la misión de recompensar a Foxy por su valentía, lo que implicó que el actor superara sus propios miedos para acercarse a ella, halagarla y darle afecto.

También les enseñé a los Seinfeld a pasear a Foxy de una manera distinta para reforzar su autoestima. La dejamos ser la guía del desfile de la "manada" familiar. Y así, entre más desafíos le den los Seinfeld a Foxy, mejor superará ella sus miedos y fortalecerá la confianza en sí misma.

Al desafiar a Foxy, y al compartir con ella su progreso y sus logros, Jerry fortificó, brinco a brinco y pirueta a pirueta, su propia confianza en su papel como dueño.

DE LOS ARCHIVOS DE LA CIENCIA

Leerles a los perros aumenta la confianza y las capacidades de lectoescritura

El hecho de que los perros nos acepten tal como somos y que no nos juzguen como algunos seres humanos lo hacen, es una de las razones por las que estar a su lado nos hace sentir más tranquilos, seguros y confiados. Los investigadores han estudiado por algún tiempo el efecto que puede tener el hecho de que un niño con problemas de lectoescritura o de aprendizaje, le lea en voz alta a un perro tranquilo y atento, y los primeros hallazgos son prometedores.[3] Las evidencias sugieren que los niños que les leen a los perros han mejorado su desempeño de lectura de manera general, sin embargo, todavía es necesario que se lleven a cabo más investigaciones para explicar con exactitud cómo y por qué ocurre este fenómeno.

Todos tenemos un talón de Aquiles que nos provoca incertidumbre. El de Daisy era parte de su cuerpo, es decir, esas zonas que no le gustaba que tocaran las personas que la acicalaban. Mi talón de Aquiles era la inseguridad que me producía creer que no era suficientemente bueno, especialmente en aquel nuevo y extraño país.

La buena noticia es que también tenemos puntos fuertes. El de Daisy se encontraba debajo de la barbilla. El mío era esa comprensión profunda de la comunicación canina que mis jefas no poseían, a pesar de que adoraban a los perros. Daisy y los otros perros que acicalé me hicieron entender que sí, que yo tenía algo especial que ofrecer, y que mi nuevo país realmente lo necesitaba.

De Daisy aprendí que la mejor manera de fortificar la autoestima consiste en ganarse la confianza y el respeto de otros. Ésta es la chispa para volver a creer en uno mismo; y yo tengo la certeza de que los perros nos pueden ayudar a encontrar esa fuerza instintiva que reside en todos nosotros.

🐕 LECCIÓN CANINA #3
CÓMO FORTALECER LA AUTOESTIMA

- ✓ Ve a los perros como tu modelo a seguir. Ellos sólo quieren ser perros, no quieren ser ningún otro animal y definitivamente tampoco quieren ser humanos. Aprovecha su ejemplo para honrarte a ti mismo y enorgullecerte de ser quien eres.

- Busca tu don o talento nato. Nútrelo y trabaja en él hasta que lo domines. El mejoramiento de las aptitudes personales ayuda a construir la autoestima.
- Ve los desafíos más fuertes de tu vida como oportunidades para desarrollar tu fuerza interior. Entre más dificultades sortees, más confianza tendrás en ti mismo.
- Nunca dejes de aprender. Aprovecha todas las oportunidades que tengas para descubrir y adquirir nuevas habilidades.

Autenticidad

Buscadores de la verdad, eso es lo que son los perros,
rastreadores de la esencia invisible del
auténtico núcleo de otros seres.
—Jeffrey Moussaieff Masson, *Dogs Never Lie About Love*

Tal vez la lección más profunda que he aprendido de los perros es la de la *autenticidad*. Si podemos vivir la vida sin ocultar nuestros sentimientos más íntimos, si no necesitamos crear imágenes falsas de quiénes somos en realidad, si enfrentamos cada desafío de la vida con candor, y si logramos admitir nuestros errores con valentía y aprender de ellos, la experiencia humana será más rica y gratificante de lo que jamás imaginamos.

Los perros viven de esta manera todos los días. Siempre lo han hecho así porque, sencillamente, no pueden mentir.

¿Qué es la autenticidad? En mi opinión, es casi lo mismo que la honestidad, pero como cien veces más poderosa. La autenticidad es lo más normal del mundo para los animales. Muchos de ellos tienen la capacidad de engañar como parte de su estrategia de supervivencia —entre las aves, por ejemplo, hay madres que pueden fingir que tienen un ala rota para distraer y alejar de su nido a los depredadores—, pero sólo los humanos podemos *mentirnos a nosotros mismos*.

Los humanos usamos máscara todos los días: para cubrir nuestra vergüenza, para mejorar nuestra autoestima frente a otros, o para ayudarnos a negar que estamos haciendo algo que nos perjudica o que puede lastimar a alguien más. Y con frecuencia, estas máscaras tienen dos caras, una para engañar al mundo y otra para engañarnos a nosotros. *Los humanos somos los únicos animales capaces de negar las cosas, es decir, de ejercer el arte de mentirnos a nosotros mismos.*

Cuando eres auténtico tienes que enfrentar *todas* tus verdades, incluso aquéllas que preferirías no ver ni exponer. Cuando eres auténtico, eres real con otros y, lo más importante, le eres fiel a tu esencia.

En el mundo de los instintos animales la autenticidad produce una sensación especial. Tiene energía y aroma, y por eso los perros perciben al instante si alguien o algo no es auténtico. En cambio, en el ámbito intelectual, donde se desenvuelve la mayoría de los humanos, es mucho más difícil determinar qué es verdadero y qué no.

Autenticidad y energía

Una de las características principales de la autenticidad es que existe en proporción directa a la energía que proyecta un animal o una persona. Permíteme explicarte mi concepto de energía en relación con la comunicación que tenemos con los perros, con otros animales y con otros humanos.

A mi forma de verlo, la *energía* se compone de dos elementos: emoción e intención. Entre más genuinos somos con nuestras intenciones y sentimientos, más fuerte es la energía que proyectamos. Nuestros perros lo absorben todo como si fueran esponjas, precisamente porque su tarea a lo largo de la evolución ha consistido en encontrarle sentido a nuestra cambiante condición humana.

Los perros se dan cuenta de inmediato si nuestras intenciones no coinciden con nuestro estado emocional. Esto me resultó muy claro en uno de mis casos recientes. Un cliente vino a verme porque sus tres rottweiler se salieron de control durante sus paseos nocturnos, y yo decidí observarlo. Así descubrí que el señor pasaba la mayor parte del tiempo hablando por su celular, y que algunas de sus conversaciones lo agitaban. Es decir, no estaba presente para sus perros y, definitivamente, no prestaba atención cuando los perros jalaban la correa y se le lanzaban a la gente que iba pasando.

Poco después, cuando interrogué al cliente, éste admitió que deliberadamente dejaba sus conversaciones telefónicas más conflictivas para la hora del paseo nocturno porque no quería que su familia lo escuchara gritar o lo viera inquieto en casa. Así pues, su verdadera intención no era salir y dar un paseo casual con sus perros, sino escapar de su hogar para poder lidiar con estresantes situaciones de negocios. Como su intención no era honesta, su energía durante las salidas era débil y, en consecuencia, sus rottweilers se convirtieron en el terror del vecindario.

A esto es a lo que me refiero cuando digo que tus emociones y tus intenciones conforman la energía que creas. Las emociones y las intenciones de mi cliente no coincidían. Su emoción era de cólera e incomodidad, y su intención era escapar de su casa para tener privacidad. Evidentemente, no estaba siendo auténtico, y por eso su manada terminó descontrolándose.

A lo largo de los años he tenido muchos maestros caninos que me han brindado enseñanzas sobre la autenticidad, pero entre ellos destacan dos rottweilers muy diferentes: uno llamado Cycle, y otro llamado Cain. Ambos llegaron a mi vida por el tiempo en que empecé a sentir mi camino y a descubrir cuál sería mi sendero profesional.

> *Si un perro... no viene a ti después de mirarte a la cara,*
> *debes volver a casa y examinar tu conciencia.*
> —Woodrow Wilson

Limpieza de perreras

Tras despedirme de mis ángeles guardianes de Chula Vista Grooming, viajé a Los Ángeles, y ahí pisé un buen rato el pavimento en busca de empleo en todas las empresas de adiestramiento canino de la ciudad. Finalmente conseguí una entrevista para el puesto de cuidador de perrera en la academia All-American Dog Training. Esta academia era el tipo de negocio en el que los clientes pagaban bastante dinero para que adiestraran a sus perros de una manera impecable y se los devolvieran totalmente obedientes en sólo dos semanas.

A pesar de mi deficiente inglés le pude expresar al dueño que aspiraba a convertirme en adiestrador, y él me contrató en ese preciso momento. Pero no para adiestrar a los perros sino para limpiar las perreras.

Me pasaba todo el santo día sacando los desechos, tallando y enjuagando las perreras con la manguera, hasta que quedaban relucientes. Lo hacía porque, el hecho de trabajar en un rancho me había imbuido una sólida ética laboral; y mi abuelo me había enseñado que, si aceptabas un trabajo, tenías que hacerlo como tu empleador esperaba que lo hicieras, de la mejor manera posible, y de cabo a rabo. Yo, por supuesto, me llevé esta filosofía de México a Estados Unidos, y gracias a ella me gané la estimación y cariño de las señoritas Martha y Nancy de Chula Vista Grooming.

Bueno, pues en All-American trabajé todavía con más ahínco porque esperaba que notaran mi excelente disposición y que algún día me ascendieran a adiestrador asistente. Al mismo tiempo, también me dediqué a observar a los adiestradores profesionales que trabajaban ahí para aprender lo más posible, pero mucho de lo que vi me incomodó. Aunque era evidente que los que llegaban a nuestras instalaciones eran perros en excelentes condiciones, bien cuidados y queridos en casa, su comportamiento me decía otra cosa. En ellos vi miedo, frustración e incapacidad para concentrarse, incluso agresividad descontrolada. Sus dueños habían pagado grandes cantidades de dinero con la esperanza de que en ese lugar los "curaran" de sus profundos problemas de comportamiento, pero no pasó mucho tiempo antes de que yo constatara que enseñarles a sentarse, quedarse, venir y seguir al adiestrador de cerca, no resolvía dichos problemas en absoluto. Entre una lección y otra, los perros se quedaban en perreras aisladas, y eso sólo aumentaba su ansiedad e inestabilidad.

En las semanas que pasé en All-American llegué a conocer a algunos de los adiestradores que trabajaban ahí. Todos ellos eran buenas personas, a las que en verdad les importaban los animales, así que, en realidad, el problema era un asunto de tiempo y dinero. Cuando le prometes a un cliente que en dos semanas le entregarás un perro perfectamente obediente, tienes que hacer lo que sea necesario para lograrlo, y en esta empresa, eso a veces significaba tomar atajos incluso cuando los animales ya se veían estresados, es decir, encorvados y con las orejas hacia atrás. Cualquier padre sabe que condicionar a un niño a obedecer una orden bajo circunstancias como éstas, no ayuda en nada a mejorar su comportamiento general, y bueno, mucho menos sirve para rehabilitar a un perro.

Tan sólo esta observación ya era una breve lección de autenticidad. Ahí empecé a comprender que el "adiestramiento" tradicional —siéntate, quédate, ven, sígueme—, había sido creado para los humanos, con un lenguaje humano y una forma de aprendizaje también humana. Los perros, sin embargo, no tienen ningún deseo de convertirse en nosotros; ellos sólo quieren seguir siendo canes y relacionarse con sus dueños mostrándose tal como son.

De perreras sucias a limusinas sucias

Mi jefe en All-American empezó a darme más responsabilidades poco a poco. Una de mis tareas era llevar a los perros de las perreras al lugar donde tomarían su clase. Los adiestradores notaron rápidamente que yo era capaz de manejar incluso los problemas de comportamiento que ellos consideraban imposibles. Yo no les tenía miedo a las razas más fuertes y, como los perros percibían esto, me seguían de una forma natural. Tampoco les gritaba ni usaba la fuerza con los perros extremadamente temerosos. Sólo me sentaba con ellos en sus perreras todo el tiempo que fuera necesario, hasta que se relajaban y yo les empezaba a causar curiosidad. Una vez que la confianza ya había sido establecida, ellos se me acercaban y me permitían ponerles la correa.

Cuando los adiestradores vieron que podía manejar estos casos extremos, empezaron a pasarme a sus perros más empecinados, a pesar de que en realidad no me consideraban parte del equipo.

Ross, uno de los clientes de All-American, quedó particularmente impresionado con lo mucho que progresé en el adiestramiento de su perro, un corpulento rottweiler al que había bautizado con el nombre de Cycle —de *motorcycle*—, porque le encantaban las motocicletas.

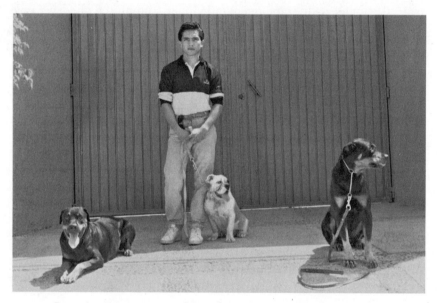

Los primeros perros que adiestré fueron dos rottweiler cuyos dueños querían tenerlos como perros de protección personal.

Ross notó que en All-American no me estaban valorando lo suficiente, y me ofreció un empleo de lavado de automóviles en su empresa de servicio de limusinas. Me dijo que me pagaría mucho más de lo que recibía en All-American, y que incluso me daría un "automóvil de la empresa", algo que yo necesitaba con desesperación para poder moverme en la enorme ciudad de Los Ángeles. Adicionalmente, quería que siguiera adiestrando a Cycle, a quien planeaba conservar como perro de protección personal. Más de diez años después me enteré de que Ross había tenido buenas razones para desear protección, ya que su elegante fachada y la pantalla que le brindaba su negocio legal, le servían para ocultar que en realidad se dedicaba a la distribución de drogas. Tiempo después lo arrestaron y lo enviaron algún tiempo a prisión por sus crímenes.

Frente a esta gran encrucijada, yo sabía que dejar una reconocida academia de adiestramiento canino para irme a lavar automóviles parecía un enorme paso en la dirección equivocada, sin embargo, seguí mi instinto y, al final, supe que había hecho lo correcto. Ross me dijo que, siempre y cuando terminara todo mi trabajo de lavado de autos, podía adiestrar a otros perros además de Cycle. Antes de que siquiera me diera tiempo de preguntarme de dónde sacaría más clientes, me enteré de que mucha de la bien conectada gente de Hollywood se acercaba a Ross para rentar limusinas para ocasiones especiales. Y cada vez que una celebridad o sus empleados venían a alquilar un automóvil, Ross les contaba del chico mexicano que trabajaba para él y que era fabuloso con los perros.

No pasó mucho tiempo antes de que algunos de los famosos clientes del servicio de limusinas de Ross aparecieran en el lugar —Vin Diesel, Nicolas Cage y Michael Bay, por ejemplo—. Naturalmente, cuando ellos llegaban yo tenía espuma hasta en las axilas, pero eso no les impidió ofrecerme trabajo adiestrando a sus perros. Y claro, siempre dije que sí. Acepté a todos los perros con los que creí, de manera realista, que podía trabajar al mismo tiempo. Por lo general tenía unos diez, y lo máximo que llegué a aceptar fue trece, que, para ser honesto, era una locura. Pero no lo hacía sólo porque necesitaba el dinero, sino porque quería enfrentarme a ese reto, ya que me encontraba en las primeras etapas del desarrollo de mis métodos, es decir, estaba aprendiendo qué funcionaba y qué no; y la única forma de hacerlo consistía en practicar, practicar y practicar.

Todo mundo miente

Las investigaciones sociales y forenses de la doctora Leanne ten Brinke, psicóloga forense de la Haas School of Business de la Universidad de California, en Berkeley, sugieren que los humanos son particularmente incompetentes para determinar si una persona miente o dice la verdad. De hecho, parece que nuestro juicio no es más preciso que las probabilidades que ofrece lanzar una moneda al aire.[4]

Si tomamos en cuenta que el engaño y la falta de autenticidad se han apoderado de nuestra cultura, los resultados son preocupantes. Los cínicos profesionales del ámbito judicial y los encargados de hacer cumplir las leyes, dicen comúnmente que "todo mundo miente". Y un estudio realizado por J. T. Hancock, experto en engaño y tecnología de la Universidad de Stanford, parece indicar que es cierto.[5] Se estima que los humanos mentimos en el 14% de nuestros correos electrónicos, en 37% de nuestras conversaciones telefónicas, y en 27% de las conversaciones que tenemos cara a cara. ¡Y eso es tan sólo con la gente que más nos importa!

Autenticidad: ¡Deja que Cycle sea Cycle!

Cycle fue el primer perro que me impartió una enseñanza sobre la autenticidad, y no sólo lo hizo en el mundo canino, sino en el humano también.

Ross me retó a convertir a Cycle en un furioso guardián, y yo siempre había disfrutado del altamente energético y físico desafío que implicaba adiestrar a un perro para protección personal. Sin embargo, entre más conocía a Cycle, menos ganas tenía de hacer ese tipo de trabajo con él. Cycle era un animal muy inteligente que podía aprender los conceptos y las órdenes con mucha rapidez. Además, estaba ansioso por darme lo que le pidiera. Pero tan sólo en una semana de trabajar con él me di cuenta de que, aunque era de la raza correcta para el papel de perro guardián, no tenía la energía adecuada.

Todo perro puede ser rehabilitado y recuperar el equilibrio; y todo perro puede ser adiestrado. La mayoría de los dueños sabe lo inteligente y versátil que es esta especie, pero eso no significa que los objetivos de adiestramiento que se les impongan a los perros sean necesariamente los correctos. Y es que con los perros sucede algo similar a lo que pasa con los niños: forzar a un chico que nació para pintar, a enfocarse sólo en las matemáticas; u obligar a un niño introvertido que preferiría estar leyendo, a que pruebe los deportes; es lo mismo que tratar de adiestrar a un perro para que nada más haga lo que el humano quiere. Y el resultado muy rara vez es positivo.

Los perros son individuos pero, a menudo, su ADN y su raza determinan las actividades que son convenientes para ellos. Pensemos en los galgos, por ejemplo, que son sabuesos de vista y que destacan por su capacidad para correr grandes distancias y perseguir anzuelos. Adiestrar a estos perros para rastrear o cazar, sería más difícil que enseñarle las mismas tareas a un beagle, que es un sabueso de olfato y suele inclinarse por estas actividades de manera natural. Lo más probable es que al galgo ni siquiera le interese rastrear. Y de la misma manera, aunque a un beagle se le puede enseñar a perseguir anzuelos visuales, lo más probable es que lo haga con desgano porque prefiere mantener la nariz pegada al suelo para identificar aromas.

Como en el caso de Cycle, para identificar cuál es la mejor actividad para un perro, hay que tomar en cuenta, tanto su energía como su raza. Yo tengo un dicho: "La energía es la energía", y lo que quiero decir con esto es que, ni la voluntad ni el adiestramiento humano pueden modificar la energía con la que nace un perro. Los humanos le llamaríamos a esta energía, "personalidad", pero un perro la ve más bien como lo que dicta su lugar natural en el entorno y en la manada.

De acuerdo con esta filosofía, sin importar qué tan bien lo adiestren, un perro con poca energía tendría un desempeño mediocre en las tareas que les van mejor a los perros más energéticos —como asustar a cierto tipo de ladrones, por ejemplo—, y de la misma manera, aunque un perro dominante y vigoroso puede desarrollar las habilidades básicas para convertirse en un tierno y tolerante perro de terapia, no va a ser ni útil ni feliz con sus tareas.

Cycle, como la mayoría de los rottweilers, tenía una constitución musculosa y una imponente mandíbula cuadrada que intimidaba bastante. En el fondo, sin embargo, era un perro dulce y juguetón que siempre andaba a tropezones: un sólido elemento para caminar en medio de la manada. Sí, tenía mucha energía que quemar, pero las confrontaciones no eran lo suyo. Sencillamente, ésa no era su personalidad.

Para que un perro sea excelente en la protección personal, tiene que ser un confiado líder de manada desde que nace. Es el tipo de animal que puede llegar a ser oficial de una patrulla canina. Estos perros tienen el instinto de enfrentar al peligro de frente; aunque les disparen, tienen que continuar persiguiendo al malhechor. No pueden asustarse con los ruidos fuertes ni correr cuando alguien entra por la puerta de atrás y los agarra desprevenidos. Son animales que siguen avanzando hasta que su manejador les indica que deben detenerse.

Cycle no era así, a él no le interesaba el adiestramiento de protección, a él lo que le encantaba era descubrir cosas nuevas, e incluso esto también lo consideraba un juego. Tenía un espíritu ligero y sólo quería divertirse.

Como Cycle no podía ser él mismo bajo el régimen de adiestramiento, empecé a sentir que, en vez de propiciar que sus cualidades se manifestaran, estaba yo programando a un robot. Entonces supe que tenía un problema grande en las manos porque, por un lado quería complacer a Ross y hacer aquello para lo que me contrató, y por otro, sabía que no estaba trabajando con una máquina sino con un individuo: un perro vivo y con sentimientos.

Una tarde, mientras lavaba una limusina y me debatía sobre qué hacer respecto al adiestramiento de Cycle, de repente di con su verdadero talento por casualidad. Era increíblemente astuto para aprender tareas y trucos complejos. Y aún mejor, le encantaba tener ese tipo de interacción conmigo.

Me di cuenta de que Cycle sólo cumplía con el adiestramiento de protección porque yo quería que lo hiciera; pero en realidad le interesaba y lo motivaba más aprender los comportamientos que en verdad coincidían con su desenfadada personalidad. Como quería maximizar el tiempo que pasaba con los perros a mi cargo, empecé a inventar jueguitos para que algunos de ellos se entretuvieran mientras yo lavaba los automóviles. Un día se me ocurrió enseñarle a un inteligente pastor alemán llamado Howie, lo necesario para que fuera mi "asistente". Durante algunas semanas lo adiestré para que me trajera una cubeta de agua cada vez que se lo pedía. Luego pensé que, como ya tenía a un chico encargado de la cubeta, tal vez podía enseñarle a Cycle a cargar la manguera.

Cycle había demostrado ser un alumno fenomenal. ¡Era como si hubiera estado esperando toda su vida para aprender estas cosas! Era tan grande y tenía una mandíbula tan poderosa, que mi mayor problema fue enseñarle a no perforar la manguera con sus dientes cuando tenía que cargarla. De hecho, Ross me hizo reponerle cada una de las mangueras que Cycle perforó, y con mi salario, eso fue un gran golpe. Sin embargo, llegó un momento en el que Cycle no sólo logró jalar la manguera y llevarla hasta donde estaban los automóviles, también aprendió a enjuagar las llantas en mi lugar.

Me parece que Cycle era todavía más perfeccionista que yo. La gente que nos veía no podía creer que un rottweiler de cincuenta y cinco kilos realmente estuviera atomizando con agua las llantas de una limusina, una y otra vez. Durante el año y medio que estuvimos juntos, le enseñé a Cycle todo tipo de comportamientos y trucos: algunos útiles y otros solamente divertidos. El perro había encontrado su vocación y no se cansaba de aprender.

Al final, Ross aceptó de buena gana el nuevo papel de Cycle. Aunque no era lo que había planeado originalmente para su rottweiler, respetó mi opinión sobre cómo tratar a los perros y se adaptó a la situación.

Cycle nunca hizo trabajo de protección personal para Ross. Era excelente para alertar a su dueño del peligro y podía actuar y fingir a la perfección que era un aterrador y ruidoso rottweiler, pero en el fondo nunca fue un perro de ataque. Jamás tuvo éxito en ese sentido porque no era parte de su verdadero yo. Para tener éxito como adiestrador, y lo más importante, para criar a un perro feliz y con equilibrio emocional, tienes que trabajar con la energía que posees y permitir que tu perro sea *auténtico*.

Desde que adiestré a Cycle aprendí a confiar en mi intuición respecto a un perro y a nunca forzarlo a ir en contra de su personalidad. Más adelante esta filosofía llegó a ser parte fundamental de mis métodos de rehabilitación, pero desafortunadamente, me tomó algo de tiempo aplicar la lección de la autenticidad en mí mismo.

Pero sobre todo, para ser, deja de tratar de parecer.
—Albert Camus

Cómo son auténticos los perros

- Los perros nacen con una energía específica y la conservan para siempre. Es algo que no pueden ni cambiar ni fingir.
- Los perros no mienten. Ellos usan su energía y su lenguaje corporal para decirnos exactamente lo que piensan y sienten en todo momento.
- Los perros están increíblemente sincronizados con la autenticidad de los humanos. Pueden leer tu energía y descifrar tus intenciones en un instante.
- Los perros son enteramente honestos entre sí. Ellos saben de inmediato si otro perro se convertirá en un amigo, un enemigo o un conocido. Expresan enseguida quiénes son y qué es lo que quieren.
- Los perros son auténticos por naturaleza, y la autenticidad es esencial para su equilibrio y bienestar. Ellos saben por instinto lo que tienen que hacer, sólo necesitan que los humanos les permitan hacerlo.

Educando a Cain

Cain era el rottweiler soñado: lo tenía absolutamente todo. Su cabeza era enorme, tenía una gran mandíbula cuadrada y podía atravesarte con sus penetrantes ojos. Tenía un cuerpo esbelto pero muy musculoso, su pelaje era de un resplandeciente color negro con tonos cafés, y su postura habría avergonzado a cualquier perro del American Kennel Club.

Me gustaba llamarlo Cain, Presidente de la Junta Directiva, en honor a Frank Sinatra, pero no eran solamente sus ojos azules lo que me recordaba al célebre cantante, Cain había nacido con un carisma envidiable. Cuando entraba a un lugar, todos sentían su presencia. Y al igual que Sinatra, nunca necesitaba exagerar porque tenía gracia y clase. Su poderosa energía era tácita y refinada pero absolutamente innegable.

Cain llegó a mí cuando yo por fin ya había establecido mi negocio. Año y medio después de que empecé a trabajar en el servicio de limusinas, Ross vendió el negocio, pero me sugirió que hablara con el nuevo dueño porque, según él, "ambos nos necesitábamos". El nuevo propietario era un individuo llamado Waldo. Me explicó que necesitaba protección para su bodega en el sur de Los Ángeles, y como los pandilleros les temían a los imponentes y grandes perros de raza como los míos, quería que patrullara la bodega con la manada todas las noches. Me dijo que, a cambio, me prestaría el enorme estacionamiento rodeado de vallas de al lado, para trabajar con los perros. Ross tenía razón, era el arreglo perfecto.

Para ese momento yo ya había ahorrado aproximadamente 15,000 dólares tras año y medio de lavar limusinas y adiestrar perros sin parar; así que fui al ayuntamiento de Los Ángeles y compré una licencia de negocio que me costó 200 dólares, y ése fue mi gasto total de inicio de operaciones.

Le puse a mi nuevo negocio Centro de Psicología Canina (Dog Psychology Center) por una razón específica. En ese momento de mi vida sabía que no quería ser un adiestrador tradicional porque no creía que el "adiestramiento" canino —el tipo de entrenamiento que llevaban a cabo en All-American Dog Training Academy—, en verdad estuviera solucionando los problemas que enfrentaban los perros y sus dueños en mi país de adopción.

En el fondo creía que los estadounidenses no entendían que sus perros necesitaban ser felices, pero los éxitos que ya había tenido con mis clientes me hicieron darme cuenta de que los dueños cariñosos estaban dispuestos a aprender. En aquel tiempo yo leía muchísimo porque estaba tratando de localizar todo el respaldo posible para mis teorías, y finalmente lo encontré en un libro llamado *Dog Psychology: The Basis of Dog Training*. El autor, el doctor Leon F. Whitney, es un veterinario mundialmente reconocido que vive en Londres. Él describía, desde la perspectiva intelectual, todo lo que yo había aprendido de manera instintiva. El doctor Whitney, a quien tuve el honor de conocer y agradecerle personalmente sus escritos muchos años después en Cannes, Francia, fue la inspiración para el nombre de mi negocio.

Mis amigos, e incluso mi exesposa, pensaron que yo estaba loco. "Nadie sabe qué es un centro de psicología canina", me dijeron. Pero yo insistí porque, en el fondo, sabía que era el nombre correcto; y en este caso, ser auténtico me hizo bien.

El Centro de Psicología Canina original consistía en un lote rodeado de vallas y una pequeña bodega en el distrito industrial del sur de Los Ángeles. No era gran cosa, y el barrio era rudo, sin embargo, el tamaño era adecuado, la renta costeable y, además, era mío. Para ese tiempo ya se había propagado la noticia de que yo era bueno con los perros agresivos, pero ahora la gente tenía un lugar donde encontrarme.

El dueño de Cain se llamaba Roman Phifer y era *linebacker* de la NFL; en aquel entonces jugaba para los originales Carneros de Los Ángeles. Roman fue uno de mis primeros clientes grandes. Era un individuo bastante impresionante en sí mismo: fuerte y carismático. Cuando nos conocimos él medía 1.89 m, pesaba 107 kilos y podía levantar pesas de 170. También era increíblemente inteligente. Los periodistas de deportes describían su forma de operar en el campo como un juego "finísimo", pero no tenía idea de cómo tratar a su perro con finura.

"Ayúdame, hombre" me dijo, el día que apareció en mi centro acompañado de sus dos hermosos perros. Señaló a Cain y explicó: "¡Mi perro está atacando a mis amigos!"

Como sucedía con muchos otros de mis clientes, el problema de Roman estaba relacionado con la dinámica hogareña. Porque recuerda que cuando la gente recibe perros en su vida por primera vez, rara vez sabe qué hacer con ellos. Esto sucede en particular con las razas fuertes.

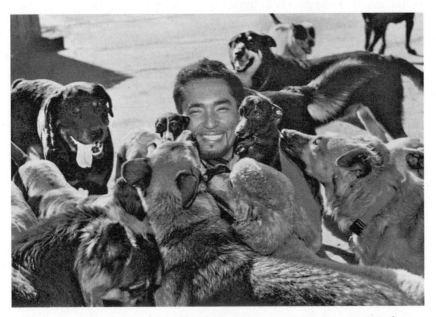

¿Se me nota en la cara que en verdad disfruto de mi trabajo? A través de la forma en que los perros nos tratan, podemos aprender mucho acerca de dar y recibir amor.

La gente elige precisamente estas razas porque sus ejemplares son grandes y hermosos, y reflejan cierto tipo de imagen, pero los propietarios a veces esperan que su nueva mascota sea perfecta desde el momento en que la reciben, y no entienden lo que cada animal necesita para sentirse equilibrado y pleno.

Cuando Roman me lo trajo, Cain era un perro adolescente, que es la etapa más difícil en el desarrollo canino. Al igual que en la adolescencia humana, en esta fase los animales ponen todo a prueba, presionan para ver hasta dónde pueden llegar, y distinguen las limitaciones de sus dueños humanos por primera vez.

Roman era joven y soltero, y pasaba mucho tiempo en casa con otros jugadores de su equipo que tenían estas mismas características. Como él era un hombre fuerte, automáticamente asumió que Cain respetaría su autoridad y la de sus machos amigos, pero el perro sabía qué tan fuerte era su propio temperamento, y lo sabía mucho mejor que su dueño. En definitiva, no pensaba ser la linda y obediente mascota de nadie.

Resulta que un par de los mejores amigos de Roman ocultaban el hecho de que les temían a los perros, y especialmente, a los de razas fuertes como los rottweiler. Trataron de fingir pero Cain lo percibió desde el principio. Toda la energía desbordante de testosterona y adrenalina que generaban Roman y sus amigos, hacía a Cain todavía más fuerte, y el perro, a su vez, estaba decidido a reafirmar su lugar en el círculo de Roman como un igual. Cuando los amigos del jugador trataban de actuar con rudeza estando cerca de él, Cain les gruñía y los mordía para hacerles saber que estaba al tanto de su secreto. Era su forma de decirle al grupo: "No me subestimen, muchachos, nací para ser uno de ustedes."

Abrumado

Roman ya estaba vuelto loco por la situación con Cain, así que, tras un año de tenerlo en casa, fue y lo dejó en mi Centro de Psicología Canina. Lo que nadie sabía era que, en ese entonces, yo también estaba bastante abrumado.

Era 1994 y acababa de casarme con mi novia de diecinueve años porque estaba embarazada, pero sólo llevábamos diez meses de novios y no nos conocíamos bien. Yo tenía veinticuatro años y, definitivamente, no tenía planes de sentar cabeza tan pronto. Mis padres, sin embargo, me habían criado para ser un hombre de honor en lo que se refiere a las mujeres, y por eso quise hacer lo correcto.

Creo que la ceremonia de la boda todavía no había terminado cuando me di cuenta de que no estaba preparado en absoluto para estar casado ni para tener un bebé. Vaya, en ese tiempo ni siquiera tenía una cuenta de cheques. Vivía con seis perros en un estudio convertido, en el patio de un amigo, y todo el dinero que me sobraba lo invertía en mi nuevo negocio que todavía no producía nada de ganancias. Cobraba solamente diez dólares al día por pensión y adiestramiento de cada perro; y aunque todo el tiempo había entre quince y cincuenta animales en el centro, ni siquiera la mitad era de los clientes que pagaban para que les solucionara algún problema de comportamiento. En general eran perros perdidos que me traían los grupos de rescate o que yo mismo me encontraba en la calle.

Tampoco tenía parientes en Estados Unidos, así que mi único vínculo de este tipo era con la familia de mi esposa, es decir, sus padres y hermanos, que también eran de origen latino pero ya habían adoptado los valores del lugar en donde vivían. Para colmo, no tenía idea de cómo integrar los rígidos roles de género de mi país natal, con las actitudes de mi esposa, quien, por cierto, ya estaba totalmente americanizada.

Cuando nació mi hijo Andre y me convertí en papá de pronto, me confundí todavía más. Quería que me respetaran pero, en mi mente, la noción de respeto y miedo eran ya un revoltijo. Al igual que los jugadores, amigos de Roman, tenía muchos miedos que quería mantener ocultos. Miraba alrededor en busca de un modelo a seguir, de alguien que me ayudara a convertirme en el hombre que quería ser.

> *Cuando miro alrededor, siempre aprendo algo,*
> *y ese algo es que siempre debes ser tú mismo...*
> *No salgas en busca de una personalidad exitosa*
> *ni trates de imitarla.*
> —Bruce Lee

La máscara equivocada

En aquel tiempo yo tenía veintitantos años, y un buen día vi que estaban pasando en televisión la película *Scarface* (*El precio del poder*). Había escuchado a mis amigos hablar mucho de ella, así que decidí ver de qué se trataba. El personaje principal, un distribuidor de drogas llamado Tony Montana, personificado por Al Pacino, me dejó cautivado. Me recordó las poderosas figuras de machos que había llegado a conocer en mi infancia, en el estilo de los grandes narcotraficantes como El Chapo. En nuestro vecindario de clase media en Mazatlán, estábamos todo el tiempo expuestos al crimen; y muchos de mis compañeros de la escuela idolatraban el poder de los adinerados jefes que presumían su riqueza y controlaban la ciudad haciendo uso del miedo.

Ahora que vivía y trabajaba en la zona Sur-centro de Los Ángeles, mis vecinos eran miembros de las pandillas afroestadounidenses y latinas que regían las calles en la década de los noventa. En aquel entonces, ésa era la imagen de poder que veía con frecuencia: todo el día, todos los días.

Al Pacino es un actor convincente y logró imbuirle mucha vida al personaje de Tony Montana, un mafioso que no conocía límites. Y como yo también tenía grandes sueños, me sentí atraído por su personalidad. Además, Tony no tenía miedo para nada. De pronto tuve ganas de convertirme en un hombre suficientemente temerario para perseguir sus sueños a toda costa, a pesar de que, al mismo tiempo, me sentía aterrado en mi nuevo papel como esposo y padre.

Entonces tomé la impulsiva decisión de actuar de una manera intrépida y audaz como Tony Montana; y no me importó que su comportamiento no reflejara de ninguna manera mi verdadera naturaleza, sólo adopté su personalidad para protegerme de la inseguridad que sentía en mi interior.

El problema fue que llevé mi inspiración al extremo y empecé a hablar como Tony y a imitar su estilo. En aquel tiempo le pagaba cierta cantidad a un adolescente de la comunidad llamado Andreas, para que me ayudara a cuidar el centro por las tardes, y de vez en cuando también contrataba a su hermanito para que nos echara una mano. Ambos quedaron estupefactos al ver que su jefe, razonable y tranquilo por naturaleza, se convertía en un tirano exigente y repulsivo. También en mi casa me volví inflexible y pendenciero. Mi esposa no sabía qué me estaba pasando pero esta situación no le gustó ni tantito. Debo ser honesto y decir que a mí tampoco me agradaba, pero el hecho de tener una máscara para cubrir mis inseguridades, era un alivio, y en aquel tiempo me pareció que también era una especie de solución.

Nunca le mientas a un perro

No pasó mucho tiempo antes de que mi actuación como el macho de Tony Montana empezara a afectar todos los aspectos de mi vida. Hasta antes de adoptar esa actitud, las cosas habían estado bien; nunca había tenido contacto con las pandillas que controlaban las calles en donde se ubicaba mi Centro de Psicología Canina y, de hecho, habíamos coexistido en paz. Me respetaban porque siempre salía a caminar o a andar en patines acompañado de una manada de imponentes perros, alineados a la perfección.

Los dueños de los negocios locales también me habían notado, e incluso empezaron a pagarme para que patrullara alrededor de sus propiedades todas las noches con mis perros. Francamente me parecía que estaban locos porque, pues yo iba a pasear a la manada por esas bodegas y estacionamientos de todas formas pero, ¡claro que acepté el dinero con gusto! Y bueno, gracias a las caminatas nocturnas, los callejones y las avenidas se fueron depurando. Los lugareños tenían la costumbre de salir después de las 6 p.m. a tirar basura, muebles viejos y otros objetos en los callejones pero, en cuanto se propagó la noticia de que había una manada de grandes perros patrullando la zona, la gente dejó de ensuciar el vecindario.

Los miembros de las pandillas no sabían cómo lograba manejar a los perros que, con frecuencia, ni siquiera traían correa. Para ellos era una señal de poder, y por eso no se metían conmigo. Sin embargo, en cuanto me convertí en Tony Montana, también empecé a actuar como mafioso. Caminaba con un pasito especial, cambié mi forma de vestir y pasé de usar prendas casuales de trabajo, a ponerme llamativos trapos como de mafioso de Miami, parecidos a los que usaba Al Pacino en la película. Incluso empecé a insultar a los pandilleros que me encontraba en la calle, y me ponía en situaciones que rayaban en una falta de respeto que ellos, seguramente, no iban a seguir soportando mucho más. Viéndolo en retrospectiva, me cuesta trabajo creer que corrí todos esos riesgos estúpidos durante mi faceta de tipo rudo. Sin embargo, en ese momento de verdad me parecía que me sentaba bastante bien.

Los perros de mi manada en el Centro de Psicología Canina fueron quienes le pusieron fin a mi etapa de Tony Montana. En ese tiempo estaba adiestrando a seis enormes rottweiler, entre los que se encontraba Cain, y además cuidaba a Daddy, mi pit bull, que era apenas un cachorrito. Hasta ese momento, el gran "secreto" de mis habilidades para "comunicarme con los perros" radicaba en mi pacífica y autoritaria energía. Los animales respetaban eso y, naturalmente, si te respetan, también te escuchan y te siguen. ¡Pero autoritario no significa agresivo!, y mi personalidad de Tony Montana era súper belicosa. Los animales perciben este tipo de energía como parte de tu inestabilidad y, como siempre he dicho, los humanos son los únicos animales que siguen a un líder inestable.

Cain era el perro más dominante de la manada y fue el primero en ver a través de mí. Cada vez que caminaba con mi pasito de mafioso, él hacía dos cosas: primero imitaba mi arrogante energía y luego me desobedecía para usurpar mi posición de liderazgo. Para colmo, cuando los otros perros lo veían desobedecer, se rebelaban también. Para Cain, mi comportamiento de Tony Montana era otro desafío parecido al anterior: el de un tipo que actuaba con rudeza y como macho, pero que en el fondo sólo era inseguro. Y como yo, que era el líder humano, estaba actuando de una manera inestable, él sólo se hizo cargo de la manada.

El problema es que cuando un equipo tiene dos líderes y ambos dan instrucciones completamente distintas, tarde o temprano se cae en el caos, y eso es lo que le pasó a mi manada. Los perros tenían a Cain y me tenían a mí, y la verdad es que, de entre los dos, sólo él sabía quién era en realidad. Por eso, cada vez que sacaba a pasear a la manada, los perros se desperdigaban.

Yo era joven y estaba confundido, por lo que, al principio, no me di cuenta de lo que andaba mal. Sin embargo, cuando empecé a perder el control sobre los perros, los pandilleros del lugar dejaron de mirarme con respeto. El hecho de vestir como distribuidor de drogas y caminar como si las calles me pertenecieran, me había convertido en su blanco.

Un día, estaba con un amigo que me conocía desde que llegué a Los Ángeles, y al ver mi comportamiento y lo mucho que había cambiado, me preguntó: "¿Qué te pasa? ¿Quién crees que eres?" Yo lo miré confundido.

De los archivos de la ciencia

Engaña a un perro y pierde su confianza

En una edición de 2015 de la revista *Animal Cognition*, se publicó un estudio realizado por científicos de la Universidad de Tokio, Japón, el cual indica enfáticamente que la gente que engaña a los perros corre el riesgo de perder su confianza a largo plazo.[6]

Primero, los investigadores japoneses colocaron dos contenedores opacos y sellados. Uno de ellos contenía alimento y el otro estaba vacío. En la primera ronda del estudio, antes de soltar a los perros y permitirles ir en busca de su premio, los investigadores indicaron claramente cuál era el contenedor con comida. En la segunda ronda, los investigadores engañaron a los perros a propósito: les señalaron el contenedor vacío. Al final señalaron el contenedor con comida como lo habían hecho en la primera ronda, y hubo una diferencia dramática en los resultados. La segunda vez que hicieron el experimento, sólo ocho por ciento de los perros siguió las instrucciones de los humanos.

El estudio concluyó que los perros están muy conscientes de quiénes son los humanos que les dan información confiable. Dicho de otra manera, si engañas a un perro una vez, pobre de él. Si lo engañas una segunda vez, pobre de ti, porque tal vez nunca vuelva a tenerte confianza.

"Si sigues actuando de esta manera, un día te van a pegar un tiro o vas a perder el control de todos esos perros", me dijo, con lucidez absoluta.

En ese momento se encendió la alarma y me di cuenta de que mi propia falsedad había propiciado el comportamiento impredecible de los perros. Ya no me tomaban en serio y ya no me iban a obedecer. En el mundo animal, los líderes de la manada no pueden ser falsos porque eso es una clara señal de inestabilidad. Tal vez los perros lo toleren pero no lo van a aceptar.

El asesinato de Tony Montana

En mi caso, Tony Montana fue una solución errónea a un problema real. Me enfrenté a una situación que me confundía y me hacía sentir inseguro y temeroso, y elegí protegerme con una personalidad falsa que, para colmo, se basaba en un personaje ficticio de una película. Paradójicamente, la inmadura elección que tomé para protegerme, pudo dañar mi relación con los perros de manera permanente y, por supuesto, destruir mi incipiente negocio.

Mis habilidades natas para tratar a los perros siempre han dependido completamente de mi autenticidad y de mi honestidad absoluta con los animales con los que trabajo. Para hacer mi labor se necesita una energía apacible y autoritaria que viene desde el fondo de mí mismo; nunca es una actuación. Si hubiera continuado por ese camino artificial, no habría podido ayudar bien a los perros y, tarde o temprano, mi negocio probablemente habría fracasado. Sin saberlo, estuve a punto de sabotear el sueño de mi vida, y sólo por no reconocer mis miedos y mi debilidad, o por no superarlos para crecer.

Cain me enseñó que ser yo mismo era suficientemente bueno, incluso si mi "yo" no siempre confiaba en su lugar en el mundo. Los perros tienen la paciencia necesaria para dejarte solucionar tus problemas humanos, siempre y cuando no proyectes energía deshonesta o inestable cuando interactúes con ellos. Lo único que los perros esperan es honestidad; no merecen otra cosa que no sea autenticidad, y para ser más auténticos, con frecuencia debemos deshacernos de muchas de las nociones que tenemos respecto a lo que es necesario hacer para "triunfar" en nuestro mundo. La mejor respuesta siempre radica en reconectarnos con nuestros instintos básicos más legítimos y honorables.

Para matar a Tony Montana de una vez por todas, tomé una foto de mí y luego una de Al Pacino como Tony, y pegué mi cara sobre la de él. Hasta la fecha tengo la fotografía en mi casa para recordar el tiempo en que dejé de ser auténtico.

Educando a Cain, una vez más

Resulta que Cain siempre supo exactamente quién era él y para qué había nacido, así que, después de todo, no necesitaba que yo le ayudara con su comportamiento. Quienes necesitábamos cambios éramos su dueño y yo.

Mi respuesta al problema fue modificar mi actitud y prometerme que siempre sería auténtico conmigo y con mis perros. Esto me ayudó a solucionar mi situación con Cain. Establecimos un vínculo nuevo y rico, llevando a cabo actividades más lúdicas y ligeras. Empezamos a ir a la playa en Malibú y jugamos a atrapar objetos en un entorno nuevo y natural. Corrimos juntos por las colinas y chapoteamos en las envolventes olas del mar. Hicimos todo tipo de cosas divertidas, tontas y alegres para sacar a relucir su parte más juguetona y para que pudiera restablecer su confianza en mí, es decir, hicimos todo lo opuesto a lo que habría podido despertar su carácter dominante.

Luego trabajé con Roman, el dueño de Cain, y le ayudé a establecer un estilo de liderazgo apacible y autoritario con su perro.

DE LOS ARCHIVOS DE LAS CELEBRIDADES

Alec e Hilaria Baldwin

Mi cliente Alec Baldwin es conocido por ser uno de los actores más ocupados y diligentes de la actualidad. Su trabajo es de tiempo completo y consiste en crear personajes y usar máscaras. En la calle, sin embargo, su reputación es todavía más impactante y la gente lo ubica como un individuo que no teme decir lo que piensa, incluso si eso hace enojar a muchos. Por desgracia, a Alec le cuesta demasiado trabajo deshacerse de esta imagen unidimensional.

"Hay mucha gente que no entiende a Alec —cuenta Hilaria, su esposa, una reconocida instructora de yoga en Manhattan. Cuando

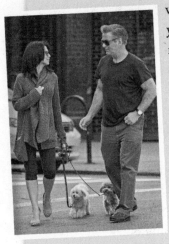

va caminando por la calle es demasiado notorio, y toda la atención que recibe puede llegar a ser fatigante, en especial en un sitio tan abarrotado como Nueva York. No puede ir a un lugar y esconderse porque su vida pública es demasiado caótica. Lo que nos encanta de nuestros perros es que no tienen ni idea de que es famoso. Lo aman incondicionalmente, y él a ellos. Es una relación de verdad muy pura, tal vez la más pura que jamás tendrá Alec."

Los perros de Alec saben perfectamente quién es él en el fondo. No lo ven como el individuo que usa máscaras ni como el tipo controversial que a veces dice lo que piensa en los noticieros y los tabloides, en un tono más bien áspero. Los perros de Alec se portan bien y están en equilibrio porque él comparte con ellos su verdadero "yo". A cambio, ellos le muestran una parte de sí mismo que el público rara vez llega a ver.

Los perros nos dan un valioso regalo, nos permiten relajarnos y ser honestos con nosotros mismos a pesar de nuestras imperfecciones; y nos aman incondicionalmente de todas maneras.

También le enseñé a identificar de inmediato cuando Cain no se sentía cómodo con alguien, en particular con sus amigos cinofóbicos que proyectaban valentía pero en realidad tenían miedo.

Roman se casó dos años después, y entonces tuve que trabajar con él y con Cain para convencer a su esposa de que su nuevo bebé estaría tranquilo y a salvo con este último. Varios años después, cuando el jugador se divorció, me volvió a contactar para que le ayudara a Cain a forjar una relación sana con su nueva novia y su diminuto Chihuahua.

¿Cuál fue el final feliz de Cain? Bien, nunca volvió a ser agresivo con los amigos de su dueño. De hecho, Roman y su familia lo llevaban adonde quiera que viajaban, y él se convirtió en un confiable miembro de la familia y en un "hermano mayor" para sus hijos.

Jamás olvidaré a ese extraordinario rottweiler ni la fundamental lección que me dio respecto a cómo fortalecer la confianza en uno mismo.

Los cuatro mundos

Muchas de las cosas que he aprendido de los perros las he transformado en conceptos sencillos que se pueden enseñar y entender con facilidad. Uno de ellos se relaciona directamente con la idea de la autenticidad y se centra en lo que yo llamo, "Los cuatro mundos".

Creo que a la existencia humana la conforman cuatro maneras muy distintas de percibir y de lidiar con los sucesos de nuestra vida y nuestras interacciones con otros:

El mundo espiritual
El mundo emocional
El mundo intelectual
El mundo instintivo

Te daré algunos ejemplos para mostrarte a qué me refiero. Un sacerdote puede vivir la mayor parte del tiempo en el mundo espiritual, en tanto que un analista de datos puede habitar principalmente el intelectual. Un escritor de novelas románticas viviría en los mundos intelectual y emocional, mientras que un granjero moraría el mundo instintivo la mayor parte del tiempo.

Todos nos podemos mover entre mundos, dependiendo del ambiente o de las circunstancias. Por ejemplo, una abogada que se desempeña principalmente en el ámbito intelectual por su trabajo, puede regresar al emocional cuando vuelve a casa y se reencuentra con sus hijos. Sin embargo, la gente suele inclinarse hacia el mundo más dominante en su caso.

Si sólo puedes recordar una frase, que sea ésta: *Sin importar en cuál de los cuatro mundos te encuentres, éste te proveerá la lente a través de la que verás la vida y definirás tu realidad*. Esa realidad también le dará forma a la manera en que te relacionas con las otras personas, los animales y los objetos, y determinará cómo responderás a cualquier situación que se te presente.

Si la mayor parte del tiempo la pasas en el mundo intelectual y tienes que interactuar con una persona que está firmemente anclada en el emocional, tal vez parecerá que careces de compasión y empatía. Si vives en el mundo espiritual e interactúas con alguien en el mundo intelectual, quizá parecerás supersticioso o irracional. Reconocer estos cuatro ámbitos e identificar en cuál nos encontramos en todo momento, nos puede ayudar a entendernos y comunicarnos mejor con los otros; y recuerda que incrementar y mejorar la comunicación siempre ayuda a fortalecer la autenticidad.

Mientras que la mayoría de los humanos habita en un lugar del continuo entre los ámbitos intelectual y emocional, los perros, como los demás animales, residen de manera permanente en el mundo instintivo. Cuando trabajo con un perro abrumado, siempre me mantengo anclado firmemente en ese mundo para poder relacionarme con él a su nivel.

Recuerda que el Todopoderoso, quien le ordenó al perro ser
compañía de nuestro placer y nuestro sufrimiento,
le otorgó una naturaleza noble e incapaz del engaño.
—Sir Walter Scott

Los humanos pueden mentir, pero los perros jamás lo harán

Cada vez que me llaman para evaluar a un perro problemático, me siento y escucho al cliente contarme la larga y detallada historia de cómo empezó su mascota a portarse mal y por qué. En mi experiencia, sin embargo, la causa de ese mal comportamiento rara vez es la que describe el dueño del perro.

Naturalmente, yo escucho con cuidado y observo la emoción y el drama que le imbuye el dueño a la historia, porque estos elementos se han vuelto parte importante de la narrativa. Luego miro al perro, y éste me dice: "Mi dueño tiene un desequilibrio emocional y tengo miedo". O, "Mi dueño me ignora y estoy aburrido, por eso destrozo los muebles". Los perros me dicen al instante lo que en verdad sucede en sus hogares, y me explican lo que les pasa a sus propietarios. Por eso siempre digo que los humanos me cuentan la historia pero los perros me dicen la verdad.

Reconéctate con tu yo instintivo

Los instintos del perro no son premeditados. Si un perro muerde, es porque tiene miedo o se siente desafiado, no porque no le desagrades o porque algo que dijiste lo ofendió. Los perros reaccionan por instinto, lo que quiere decir que actúan de manera auténtica. Por esta razón, si los usamos como ejemplo, podremos dar los primeros pasos hacia una forma de ser más genuina.

LECCIÓN CANINA #4
CÓMO SER AUTÉNTICO

- Concientízate de tus instintos, recuerda que tu primera reacción o respuesta es, por lo general, la más auténtica. Tal vez no siempre sea la correcta pero sí la más genuina.
- Observa el lenguaje corporal de quienes te rodean. El cuerpo rara vez miente, en particular, los ojos.
- Ten cuidado en esas ocasiones en las que tu voz interior te advierta las posibles consecuencias de decir la verdad. Tu voz interna te dirá: "No puedo decir eso porque perderé mi empleo." O, "no le puedo contar eso porque jamás comprenderá", pero debes desafiar estas conclusiones porque, muy a menudo, son incorrectas, y porque siempre nos vuelven menos honestos.

Lección 5

Perdón

Los perros, por una razón que sólo se puede describir como divina, tienen la capacidad de perdonar, de olvidar el pasado y de vivir cada día con gozo. Es una actitud que todos los demás tenemos que esforzarnos por adoptar.
—Jennifer Skiff, *The Divinity of Dogs*

Más tarde los testigos dirían que primero escucharon los aullidos: los insoportables y agonizantes alaridos de un animal inocente en medio de un dolor espantoso. El tipo de sonido que le podía detener el corazón a cualquier persona compasiva.

Los aullidos se acercaban cada vez más. Más gente del crudo vecindario de clase trabajadora del Sur-centro de Los Ángeles, se acercó a sus ventanas. Varios salieron a la calle para ver qué sucedía.

Y entonces apareció la bola de fuego a toda velocidad por la calle. El resplandor de llamas, el nauseabundo olor a gasolina y piel quemada, y, debajo, la perra corriendo por la calle hacia ellos con la mandíbula colgando y los ojos abiertísimos por el terror.

Era enfermizamente obvio: alguien le había prendido fuego a esa pit bull.

Entre los testigos había algunos buenos samaritanos que se apresuraron a prestarle ayuda a la pobre perra. La cubrieron con una frazada para apagar las llamas, trajeron toallas frías y húmedas, y la calmaron hasta que llegó la patrulla de control animal. La perra llegó viva a un hospital cercano, en donde los veterinarios de emergencias atendieron de inmediato las crudas y espantosas quemaduras de tercer grado que recorrían toda su musculosa espalda.

Semanas después, Hearts and Tails, un pequeño pero apasionado grupo de rescate, sacó a la pit bull del hospital y se la llevó para cuidarla. Sus salvadores la bautizaron como Rosemary.

Rosemary era una delicada pit bull mezclada, con pelaje color blanco y canela que había sido expulsada de un ring de peleas de perros ilegal. Jamás supimos por qué le prendieron fuego pero, sin duda, lo hicieron deliberadamente. Tal vez hizo enojar a sus captores. Tal vez perdió una pelea importante y los dueños decidieron deshacerse de ella. Aunque lo más probable es que, como era una perrita con un alma muy dulce, la hayan usado como carnada para enseñarles a los otros perros a matar. O tal vez sus torturadores no estaban enojados en absoluto, sólo se sentían un poquito más sádicos que de costumbre ese día. Cualquiera que haya sido la razón —¿acaso puede haber una razón para cometer un acto tan barbárico?—, vertieron gasolina sobre su hermosa espalda, encendieron un fósforo y luego rieron al verla correr por una calle del barrio sur-centro de Los Ángeles con llamas anaranjadas saltando de su cuerpo mientras aullaba por el dolor y la traición.

Gracias a Dios hay grupos de rescatistas que, al igual que yo, creen que ningún animal merece ser tirado a la basura, independientemente de cuánto lo haya dañado la naturaleza, un accidente o los mismos humanos. Estas personas son las almas más compasivas de la Tierra, y también las más fuertes porque han visto muy de cerca la forma en que la gente abusa, maltrata, incluso tortura a los perros. Son personas que todos los días atestiguan lo peor de la naturaleza humana, y cuando uno ve lo que el ser humano es capaz de hacerle a un animal inocente e indefenso, su fe en toda la raza, disminuye.

La generosa gente de Hearts and Tails pagó los gastos hospitalarios de Rosemary con donaciones que recolectaron mientras ella estaba en tratamiento intensivo por sus quemaduras. Cuando empezó a curarse la sacaron del hospital y la llevaron a un albergue en donde pudo comenzar su recuperación física y psicológica a largo plazo. Sin embargo, poco después se hizo evidente que los humanos no sólo le habían dejado cicatrices permanentes en el cuerpo, sino también en el corazón.

Rosemary empezó a mostrar agresividad casi de inmediato. Les gruñó y trató de morder a algunos de los rescatistas que intentaban ayudarla. Durante un paseo con la mujer que la cuidaba, atacó a dos señores de edad. Si no hubiera estado en manos de los experimentados y entregados rescatistas, seguramente la habrían sacrificado, pero ellos sabían el martirio al que había sobrevivido y querían darle otra oportunidad de tener la vida que merecía. Por eso la trajeron a mí: ésta era su última esperanza.

Rosemary me enseñó una profunda lección sobre el perdón que, hasta la fecha, sigue teniendo un impacto en mí.

Las personas que enfrentan a un animal con otro, no tienen el valor para acosar por sí mismos. Son cobardes de segunda mano.
—Cleveland Amory

Reconstrucción de la confianza

Me describieron a Rosemary como un perro letal y peligroso, pero desde la primera vez que la vi supe que su agresividad era cien por ciento producto del miedo. En el fondo era una perrita con poca energía, perfecta para ir en la parte de atrás de la manada, sin deseo alguno de pelear, lo que bien pudo ser la razón por la que la rechazaron las personas involucradas en las peleas de perros. Al examinar su cuerpo lleno de cicatrices me di cuenta de que no había tenido perritos y, por lo tanto, que no había sido usada como perra de crianza. En general, los criadores de perros de pelea usan a las hembras más dominantes para procrear.

Tal como lo hago con todos los perros, dejé que Rosemary se acostumbrara a mí bajo sus propios términos. La separé del resto de mi manada los primeros días, le permití sentarse en silencio durante largos períodos, y esperé a que se aproximara a mí cuando estuviera lista. La primera vez que se acercó me lamió la cara. Luego suspiró y recargó su cabeza en mi regazo. Era obvio que la verdadera Rosemary era dulce e increíblemente afectuosa por naturaleza. Había estado atacando a la gente porque la habían acostumbrado a eso. En su pasado de peleas caninas, llegó a relacionar a los humanos con el dolor y el abuso, y por eso siempre atacaba primero y estaba a la defensiva. En pocas palabras, golpeaba antes de que alguien la lastimara.

El hecho de permanecer cerca del resto de mi manada, que en aquel entonces ya había crecido y constaba de unos cuarenta o cincuenta perros, ayudó a que también el corazón de Rosemary sanara. A los perros no les importa si un compañero tiene el cuerpo lleno de cicatrices, ni si le falta un ojo o una pata. Lo único que perciben es la energía del perro en cuestión y, aunque al principio se mostró tímida, Rosemary tuvo una actitud cálida y tierna que los demás aceptaron de buena gana enseguida.

Conforme Rosemary empezó a pasar más y más tiempo en compañía de los tolerantes perros de mi manada, de mi esposa, mis hijos, y de los cariñosos humanos del Centro de Psicología Canina, le fue más fácil ir saliendo de su carcaza. A todos los visitantes del Centro les dije que debían acercarse a ella con respeto y darle su espacio, y que en su caso, también tenían que seguir al pie de la letra mis reglas para conocer a un perro: No tocar, no hablar y no hacer contacto visual al principio.

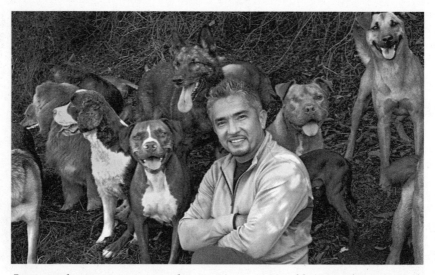

Integrar a los perros a una manada para que encuentren el lugar que les corresponde en ella, es una forma de enseñarles valores como la confianza y el respeto.

Ver a Rosemary tener confianza y tratar con afecto a los seres humanos por primera vez en su vida, fue una experiencia profundamente espiritual para mí. Su capacidad para perdonar era casi divina. Ahí tenía yo a un perro que había sufrido en su vida los abusos más extremos imaginables a manos de seres humanos, y a pesar de ello, pasó de atacar y de ponerse a la defensiva con los rescatistas, a empujar cariñosamente con su hocico a mis pequeños Calvin y Andre, cuando venían a jugar con los perros al Centro, después de clases.

Errar es de humanos,
perdonar, de perros.
—Anónimo

DE LOS ARCHIVOS DE LAS CELEBRIDADES

Kesha

La cantante, autora, rapera y actriz Kesha (su nombre completo es Kesha Rose Seber), ama y respeta a los animales profundamente. Como primera embajadora mundial de la Humane Society de Estados Unidos, Kesha ha realizado campañas en contra de la experimentación en animales en todo el mundo, y siendo todavía muy joven, ayudó a rescatar a cientos de ellos, víctimas de abandono, abuso o descuido. Por todo lo anterior, esta joven ha tenido oportunidad de ver muy de cerca, su extraordinaria capacidad para perdonar.

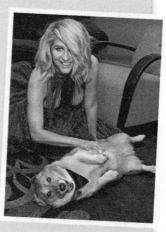

"Los perros sólo confían en ti. Es algo incondicional, puro y hermoso —dice la cantante. Siento que cuando mi vida empezó, mi alma era justamente así; pero con el paso de los años, se va haciendo más difícil no volverse insensible. Por eso es importante esforzarnos por tener un espíritu como el de los animales: increíblemente puro y bello. Es el estado al que siempre trato de regresar."

La misma Kesha tuvo que enfrentar la adversidad recientemente; durante dos años sostuvo una batalla legal pública con su antiguo productor, y en 2016 solicitó la desestimación de la demanda para poder seguir adelante con su carrera. Ver a los perros avanzar y florecer después de que fueron sometidos a abusos y maltratos inimaginables, ha sido una fuente de inspiración para la artista, y le ha ayudado a superar los muchos obstáculos y traiciones que ha sufrido en su propia vida.

Rosemary encuentra su misión en la vida

Además de su creciente habilidad para confiar, Rosemary tenía todavía mucho más que ofrecerle a la manada. En la naturaleza, todos los animales tienen un lugar específico. Sucede entre las ballenas, los primates y, especialmente entre los lobos. De hecho, la supervivencia de muchas especies depende de una tradición de "madres solteras" o hembras de mayor edad que actúan como "nanas" de la nueva generación, y pues, resulta que Rosemary había nacido precisamente para ser una nana de este tipo.

Por aquella época, apenas a unos dos años de haber inaugurado el Centro de Psicología Canina, la gente del barrio Sur-centro de Los Ángeles había empezado a usar nuestro lugar como albergue canino. Dejaban perras preñadas o cajas llenas de perritos justo en nuestra puerta, y nosotros nunca rechazamos a ningún animal. Rehabilitábamos a los que tenían problemas de comportamiento y luego contactábamos a alguna de las muchas organizaciones de rescate con las que trabajábamos, para que nos ayudara a encontrarles buenos hogares.

La primera vez que Rosemary me vio cargando una caja con cachorritos, algo en su interior cobró vida, y a partir de entonces, ella y los perritos se volvieron inseparables. Eran tan pequeñitos que tuvimos que alimentarlos con goteros, pero ella estuvo siempre ahí para lamerlos después de que comían; y como por la noche necesitaban acurrucarse con una figura materna, Rosemary les ofreció la calidez de su cuerpo lleno de cicatrices para hacerlos sentir seguros.

Cada vez que una perrita preñada o una camada de cachorros huérfanos se unía temporalmente a nuestra manada, Rosemary se convertía en la nana oficial. Tenía un suministro infinito de ternura y afecto, y además, era increíble para la disciplina. Los cachorros necesitan que sus madres les pongan límites firmes porque ésa es una de las maneras en que aprenden las habilidades sociales caninas. Los perros nacidos en granjas de cachorros, por ejemplo, no conocen estos límites y por eso presentan problemas de comportamiento. Las madres en estas penosas granjas son solamente máquinas de crianza y, por lo general, están tan estresadas y maltratadas por la tortura que es su vida, que no pueden educar a sus hijos correctamente. Por esta razón, esos cachorritos nunca aprenderán a ser perros.

Rosemary se aseguraba de que todos los cachorros que pasaban por nuestro centro, ¡salieran de ahí con un doctorado en sociabilidad canina!

El dulce y amoroso espíritu de Rosemary, sumado a su capacidad para perdonar y seguir adelante, ha sido un ejemplo para todos los seres humanos que la han conocido, y también para muchos de los que sólo se han enterado de su historia.

TANTO QUE PERDONAR

Los perros de pelea de Michael Vick

A principios de abril de 2007, un convoy de agentes federales y oficiales de la policía local bajaron de sus vehículos en una propiedad de Virginia de quince acres. El lugar era conocido como "Las perreras de las malas noticias", y era propiedad de Michael Vick, mariscal de campo de los Halcones de Atlanta. En el interior, los oficiales encontraron evidencias de un multimillonario ring clandestino para peleas de perros. Confiscaron casi setenta perros, en su mayoría, pit bull. Muchos estaban heridos de gravedad.

Michael Vick se declaró culpable y terminó en prisión pero, ¿qué les pasaría a los perros liberados? Incluso la política del ASPCA (Asociación estadounidense de prevención de la crueldad contra los animales) dictaba que todos los perros de pelea debían ser sacrificados, pero afortunadamente, un equipo de entregados y apasionados voluntarios se aseguró de que eso no sucediera.

En su libro *The Lost Dogs: Michael Vick's Dogs and Their Tale of Rescue and Redemption*, el escritor Jim Gorant sigue la historia del rescate y la redención de las víctimas caninas de Vick. Un panel de expertos evaluó el comportamiento de los cuarenta y nueve perros rescatados y se enteró de que dieciséis irían directo a albergues para esperar a ser adoptados. Dos tenían lo necesario para realizar trabajo policíaco, y treinta fueron enviados a un santuario, es decir, a un lugar en donde los perros no aptos para ser adoptados, viven el resto de su vida en un ambiente agradable en el que humanos misericordiosos los alimentan y les ayudan a seguir viviendo. Sólo uno tuvo que ser sometido a eutanasia: una hembra a la que habían obligado a reproducirse tanto que terminó volviéndose loca, y quedó sumida en un estado de agresión constante.

Ocho años después, toda la gente que adoptó a los perros sigue maravillada por la habilidad de sus mascotas para superar el pasado, y por su inigualable capacidad de amar. ¡Qué ejemplo tan admirable de la disposición que tienen los perros para perdonar!

Popeye

Popeye y Rosemary fueron miembros de mi manada más o menos al mismo tiempo. Popeye era un musculoso pit bull de raza pura con nariz rosada, que también había sido víctima de la industria de las peleas de perros. Lo encontraron poco después de que sus captores lo desecharan como basura en la calle. Como había perdido un ojo en una de las peleas, cuando su cavidad orbitaria sanó, le quedó la apariencia de un pirata vividor. Mientras

Popeye se adaptaba a esta nueva y peculiar perspectiva del mundo, se volvió muy desconfiado con los otros perros y empezó a agredirlos para ocultar su vulnerabilidad. Y cuando sus ataques se extendieron a las personas, los rescatistas que lo habían salvado lo trajeron al Centro de Psicología Canina.

A diferencia de Rosemary, a Popeye sí lo habían criado para pelear, lo que significaba que sus anteriores dueños estimularon la parte dominante y agresiva de su naturaleza. Cuando llegó al centro era un perro nervioso y dominante con instintos de alfa y una fuerte energía que se tornaba peligrosa cuando se sentía amenazado, lo cual, sucedía todo el tiempo al principio. Empecé a trabajar con él pero siempre tenía que estar muy alerta de esos momentos en que se sentía inseguro y volvía a atacar. A pesar de todo, así como sucedió con Rosemary, el entorno apacible, social y altamente estructurado de la manada lo apaciguó después de algún tiempo. También le ayudó mucho estar expuesto constantemente a la presencia de humanos respetuosos que querían ayudarlo a sanar. Seis meses después de su llegada, Popeye ya estaba perfectamente integrado a su nueva vida en el Centro de Psicología Canina, y nunca volvió a atacar a los seres humanos.

Los perros nos muestran que tienen una capacidad infinita para perdonar. Creo que este poder se relaciona con su tendencia a vivir en el momento. Ellos no cargan nada a cuestas, y ésta es una enseñanza importante para nosotros.
—Doctor Andrew Weil

Tú *no* eres tu historia

Tanto Rosemary como Popeye se convirtieron en íconos del Centro de Psicología Canina e hicieron apariciones discretas en los primeros episodios de *El encantador de perros*. Sus apariciones tuvieron que ser de esta naturaleza porque sus defectos físicos hacían que destacaran entre los otros perros de la manada; y siempre que la gente veía las cicatrices de Rosemary o el ojo cerrado de Popeye, preguntaba: "¡Ay, por dios! ¿Qué les pasó?" Y francamente, aunque era normal que todos tuvieran curiosidad, llegó a incomodarme el hecho de tener que contar sus historias una y otra vez.

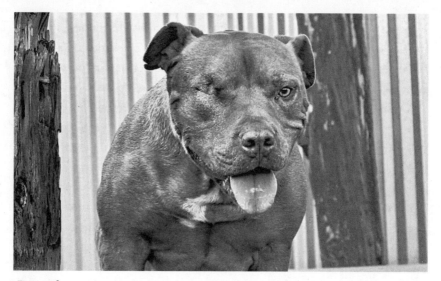

Popeye fue una inspiración para todos en el Centro de Psicología Canina porque fue capaz de sobreponerse a su herida y de volver a confiar en los humanos.

Me incomodaba repetir las anécdotas particularmente porque una de las lecciones más importantes que nos pueden enseñar los perros respecto al perdón, es que *tú no eres tu historia*. Los perros no se aferran al pasado como nosotros. Los recuerdos pueden ser muy valiosos pero, si el hecho de revivir los dolorosos incidentes del pasado nos impide apreciar el momento actual en todo su esplendor o avanzar en la vida, entonces necesitamos respirar hondo y dejar que perros como Rosemary y Popeye nos inspiren con su ejemplo.

A muchos de mis clientes les preocupa demasiado el pasado de sus perros, de hecho, les preocupa mucho más que a los perros mismos. En especial cuando sus mascotas han sido rescatadas o fueron víctimas de abuso, los dueños inventan sus propias historias adornadas sobre cómo era, *posiblemente*, la vida del perro antes de que ellos llegaran a su vida. "Yo creo que la pateaban muchísimo porque le dan miedo las botas." "No le gusta subirse a la camioneta, ¡seguramente lo aventaron de una en movimiento!" Incluso cuando una historia de descuido o abuso es verdadera, a veces sin saberlo, los dueños les impiden a sus perros superar el pasado porque sus historias generan demasiada energía negativa.

Mantente en el presente

Rosemary, que sufrió la crueldad más horrenda y el peor abuso imagi-
nable, fue capaz de avanzar en la vida y de perdonar a la especie que
la lastimó. En el caso de Popeye, que fue criado para odiar y atacar, se
necesitó un poco más de tiempo pero, al final, él también aceptó una
forma de vida completamente nueva. Esto sucede porque, si los perros
tienen la oportunidad, *siempre* elegirán salir del desequilibrio. Ellos no
quieren pasar el resto de su vida con una merma psicológica o atados a
un suceso que ya se quedó muy atrás. Los perros nacieron para vivir en
el momento, y eso es lo que prefieren hacer.

De acuerdo con mi experiencia, los humanos son quienes producen
los desequilibrios caninos, y también quienes les impiden a los perros
ser la mejor versión de sí mismos. Eso no es justo ni correcto. De hecho,
ésta es una de mis principales motivaciones para seguir enseñando y
divulgando este mensaje: aprende a dejar ir. Si no lo puedes hacer por ti
mismo, entonces, por favor, hazlo por tu perro.

El aferramiento al dolor

¿Puedes imaginar la reacción de una persona que hubiera vivido el
mismo tipo de trauma al que sometieron a Rosemary? En el mundo hay
millones de víctimas humanas que también han sufrido abuso, rechazo,
injusticia y violencia. La mayoría necesita años de sanación, lucha y terapia para dejar el pasado atrás; y muchos nunca logran avanzar y superar
su dolor. Esto sucede, en parte, porque a los humanos nos aqueja la maldición y la bendición de tener recuerdos potentes, viscerales e incluso
cinemáticos. Pero también es cierto que muchos llegan a sentirse tan a
gusto con su dolor y a identificarse tan bien con su papel de víctimas,
que se aferran al trauma del pasado aun cuando tienen la oportunidad
de dejarlo atrás. ¿Qué podemos aprender de los perros para lidiar con
las distintas situaciones cuando sucede lo impensable?

🐾 CÓMO PERDONAN LOS PERROS

- ✅ Los perros no pueden asignar significado abstracto a los sucesos de su vida, sólo pueden hacer asociaciones que tienen que ver con dichas experiencias.
- ✅ Los perros pueden formar asociaciones nuevas y positivas con los eventos del pasado y, si se les da la oportunidad, pueden seguir avanzando.
- ✅ Los perros están programados para vivir cada momento, y eso les permite apreciar el ahora en todo su esplendor.
- ✅ Gracias a que viven en un estado en el que el ahora es lo único que importa, los perros tienen la libertad de olvidar traumas del pasado que, de otra manera, les impedirían seguir adelante con su vida.

Yo paso casi todos los días de mi vida rodeado de una manada de perros, y su influencia en mí es profunda. Puedo estar corriendo con los perros en las colinas de Santa Clarita, lanzándoles la pelota en la playa de Malibú o trabajando con un cliente para ayudarle a su perro a reencontrar el equilibrio, pero siempre me siento bendecido porque puedo pasar la mayor parte de mi tiempo pensando en el momento presente... como lo hacen los perros.

Sin embargo, sólo soy humano y, al igual que muchos otros, todavía me aferro a los resentimientos, a los traumas del pasado y a los asuntos rancios. Creo que quienes han logrado dejar atrás por completo las rencillas, la pérdida y la traición, son gente verdaderamente iluminada; y yo admiro el arduo trabajo que se requiere para alcanzar ese nivel espiritual. Yo me esfuerzo en mi vida por llegar a ese estado, pero he aprendido a la mala que el camino al perdón es un viaje, y que con frecuencia hay baches poco visibles en la carretera.

Mis perros perdonan... la ira en mí, la arrogancia en mí, la estupidez en mí.
Perdonan todo lo que hago antes de que yo pueda perdonarme a mí mismo.
—Guy de la Valdéne, *For a Handful of Feathers*

Un viaje a la oscuridad

Después de años de lucha, por fin fui bendecido: el sueño que vine a cumplir a Estados Unidos se realizó de repente, y lo hizo de una manera que superaba por mucho lo que yo había imaginado. A lo largo del camino, mi sueño había cambiado y se había desarrollado para convertirse en una nueva misión relacionada de manera única con mi talento y con todo lo que había descubierto acerca de los perros y de mí mismo en este país, desde el primer día que estuve con Daisy en el Chula Vista Grooming Parlor. En lugar de llegar a ser "el mejor adiestrador de perros del mundo", como yo esperaba, ahora más bien entrenaba a la gente. En el proceso de rehabilitar a perros problemáticos, aprendí que la clave para ayudar tanto a los animales como a los humanos a llevar una mejor vida, consistía en enseñarles a los dueños a entender lo que querían decir los perros con su comportamiento.

En 2004 se estrenó *El encantador de perros con César Millán*, mi primera serie televisiva, en el canal de National Geographic; y en 2006 se publicó mi primer libro, *El encantador de perros*. El programa se mantuvo al aire durante nueve temporadas y *El encantador de perros* llegó a ser bestseller internacional.

A veces miro atrás, pienso en esos años e imagino un tornado como el de la película *El mago de Oz*. En el interior vuelan cientos de sucesos mágicos, como cuando mi esposa, mis dos hijos y yo dejamos la casita que rentábamos en el barrio de Inglewood, en Los Ángeles, y nos mudamos a una hermosa casa nueva en Santa Clarita; el momento en que mi programa recibió el reconocimiento de los Emmy y los People's Choice Awards; la llegada de mis libros a la lista de los más vendidos de *The New York Times*; y las veces que he hablado frente a miles de seguidores en salas de todo el mundo.

En el interior del tornado también hay elementos oscuros y peligrosos: las crecientes exigencias laborales que interfirieron con el valioso tiempo familiar; los viajes constantes que me mantuvieron alejado de mis muchachos; la frustración de no controlar ciertos aspectos de mi propio negocio; las riñas que tuve con mi esposa mientras tratábamos de navegar por las emocionantes pero también tormentosas aguas de una vida que, al parecer, se había transformado de la noche a la mañana.

Todos esos años fueron como un borrón, y luego, en abril de 2010, mi esposa me noqueó con la noticia de que iba a solicitar el divorcio. Fue una sacudida tremenda. Cuando recibí la llamada estaba en una locación en Irlanda y me disponía a empezar mi espectáculo en vivo. Me sentía frágil, no había dormido bien y estaba estresado por asuntos de negocios que habían llegado a un punto muy álgido. Para colmo, tenía que salir al escenario tan sólo unos minutos después de que recibí la llamada pero, irónicamente, ése fue el mejor espectáculo que he hecho en mi vida. Nunca he estado tan lleno de emoción ni de vulnerabilidad como en ese momento; ni antes ni después del espectáculo.

Empecé a sentir el dolor cuando salí del escenario. Estaba muy molesto y me sentía traicionado. Sabía que distaba mucho de ser el hombre perfecto pero sentía que me había esforzado muchísimo. De hecho, antes de que mi esposa llamara para avisarme que se iba, yo estaba muy emocionado esperando que llegara a Europa con Calvin y Andre, porque ellos nunca habían viajado al extranjero.

Durante meses, lo único que me había mantenido de pie en medio de una agenda de trabajo extenuante, era la expectativa de mis vacaciones familiares en un lugar nuevo y emocionante que, diez años atrás, jamás habría imaginado que visitaría; y cuando la burbuja estalló, estuvo a punto de destruirme.

Después de que mi esposa dejó caer la bomba, todavía me quedaban por delante muchos días de catorce horas de filmación y el estrés de llevar a cabo mi espectáculo en vivo en auditorios enormes en todo el Reino Unido. No sé cómo logré llegar al final sin derrumbarme, pero lo hice. Creo que estaba en una especie de neblina y como aletargado porque, francamente, hay muchos detalles de esa gira que no recuerdo. Sólo esperaba que el viaje llegara a su fin.

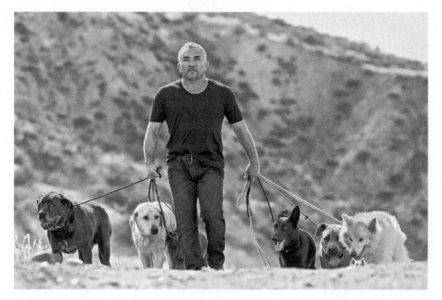

Necesité mucho crecimiento personal y sanación para superar mi depresión, pero a mi manada le agradezco haber permanecido a mi lado durante todo el proceso.

Cuando por fin regresé a casa en California, me sentía vacío en todos los aspectos: mental, físico, emocional y espiritual. Poco después descubrí que mi economía familiar, que para ese momento ya debía permitirnos vivir tranquila y holgadamente, estaba hecha pedazos. Luego se hizo evidente que mis socios de negocios de tanto tiempo, sólo habían trabajado para cuidar de sus intereses a costa mía, y me enteré de que había perdido el control de mi propio negocio y mi programa de televisión. Nunca me sentí tan solo como en ese momento.

La depresión que viví fue como un hoyo negro. Pero lo peor es que, si permaneces en una etapa así durante cierto tiempo, llega un momento en que ya no ves la luz, y de verdad sientes que no hay manera de volver a salir.

Escalar para dejar atrás ese agujero me tomó seis años y muchísimo trabajo que incluyó la reconstrucción de mi negocio y hacerme cargo de mi carrera por primera vez en la vida. Me siento muy agradecido de que mi familia, mis colegas cercanos, mis amigos y, por supuesto, todos mis seguidores, se hayan unido para respaldarme y ayudarme a salir de la depresión.

Viéndolo en retrospectiva, siento que el dolor me hizo una persona mucho más sabia, fuerte y compasiva. El hecho de llegar a un oscuro lugar del que mucha gente desafortunada nunca sale, me hizo sentir una empatía muy profunda y sincera por la gente atribulada a la que no habría comprendido antes. Dicen que Dios no le da a nadie nada que no pueda manejar, así que, al reflexionar sobre ese período de mi vida, creo que Dios pensó que yo era mucho más fuerte; más de lo que yo mismo había imaginado. Estoy muy agradecido de que haya estado en lo correcto.

DE LOS ARCHIVOS DE LA CIENCIA

Perdonar puede salvarte tu vida

Popeye y Rosemary sabían algo importante: que el perdón ya no es solamente algo que predican los líderes religiosos y espirituales, sino una seria receta para vivir una vida buena y larga. Todo esto tiene como base décadas de rigurosas investigaciones médicas. Estudios recientes han demostrado que perdonar a quienes nos hacen daño, disminuye la presión arterial, fortalece el sistema inmunológico, mejora el sueño e incrementa la expectativa de vida.[7] La gente que sabe dejar atrás sus resentimientos tiende a ser más sana, a vivir más tiempo y a estar más satisfecha con su vida en general. Además, estas personas sufren de menos depresión, ansiedad, estrés, ira y hostilidad.

La gente que se aferra a los resentimientos, en cambio, tiene más probabilidades de sufrir depresión severa y trastorno de estrés postraumático. Por si eso fuera poco, se enferma con más frecuencia, particularmente del corazón, y sana con más lentitud.

El sufrimiento no se aferra a ti, tú te aferras al sufrimiento.
—Osho

Viaje al perdón

Desearía haber podido perdonar a la gente de mi vida de una manera tan transparente y completa como lo hicieron Rosemary, Popeye y todos los otros perros víctimas del abuso, a los que he podido ayudar a lo largo de estos años. Hasta la fecha sigue asombrándome la habilidad que tienen los perros para dejar atrás tormentos espantosos y darle su amor incondicional a la especie responsable del daño. Todos los días trato de ser más como los perros que han superado crueldades mucho peores que cualquier cosa que yo haya sufrido jamás.

Uno de los primeros pasos en el viaje hacia el perdón, consiste en ver una situación a través de los ojos de otra persona. A los perros no les cuesta trabajo hacer esto porque, por su naturaleza, siempre se inclinan a pensar: "Primero la manada, luego el individuo." Entre los humanos, en cambio, es más difícil encontrar empatía.

Ahora que pienso en mi primer matrimonio, puedo aceptar el hecho de que, desde el principio, estuvimos empujando una enorme roca hacia arriba, sobre una pendiente inclinada. Como siempre he dicho, "la energía es la energía", y mi exesposa y yo tuvimos una crisis energética desde el primer instante. Ambos dimos lo mejor de nosotros pero nunca fuimos una pareja compatible.

La peor parte de la experiencia fue aquel largo período durante el que mis hijos se negaron a hablarme. Yo jamás había vivido un divorcio, bueno, ni siquiera había tenido un mal rompimiento amoroso antes de eso, así que no estaba preparado para el hecho de que, con frecuencia, la gente —incluso tus propios hijos—, se siente demasiado presionada al tener que elegir entre dos posiciones.

Con el éxito de *El encantador de perros*, me vi obligado a enfrentar largas jornadas de trabajo y a viajar mucho, así que no pude estar presente cuando mis hijos fueron a sus primeros bailes ni ver el primer gol que metió Andre jugando futbol. No estuve ahí para cenar con mis hijos por la noche ni para guiarlos cuando tenían problemas, así que, durante mi ausencia, ambos crecieron muy apegados a su madre. Cuando ella me pidió el divorcio, yo quise desesperadamente regresar de Europa para tratar de salvar mi matrimonio y a mi familia, pero no pude hacerlo porque estaba obligado por contrato a terminar la gira. Por eso mis hijos nunca pudieron escucharme ni ver la situación desde mi perspectiva sino hasta mucho después, y eso los llevó, de manera natural, a considerarme "el malo del cuento".

No estoy diciendo que yo no me haya equivocado durante mi matrimonio, pero estaba tan enfocado en proporcionarnos un buen nivel de vida y en conseguir todo lo necesario para mi familia, que perdí muchos momentos importantes con mis hijos. Como era de esperarse, ellos estaban enojados. Me parece que tenían la idea de que, si yo hubiera sido un mejor padre, si hubiera estado más en casa, si les hubiera prestado más atención a ellos y a su madre, el divorcio no se habría dado nunca. Y es que ningún niño quiere ver a sus padres separarse.

En aquel entonces me sentí abandonado por todas las personas que yo creía que se preocupaban por mí. Mis hijos siempre han sido, en gran medida, la razón por la que me levanto todas las mañanas; y sentir que estaba perdiendo su cariño y su apoyo, fue devastador.

Actualmente las cosas son distintas. Ahora estoy más cerca que nunca de Andre y de Calvin. He dejado de pensar en aquellos oscuros días del distanciamiento que hubo entre nosotros, y ahora que son mayores y que pueden ver los sucesos con más claridad, sé que entienden mi punto de vista y el de su madre, y tienen una perspectiva más madura de por qué terminó el matrimonio. Asimismo, ambos han perdonado a sus padres por no ser perfectos.

Como Andre y Calvin también están trabajando con perros y haciendo programas de televisión, ¡por fin han comprendido que su viejo padre tiene algo importante que enseñarles! Yo, por otra parte, estoy muy agradecido de poder pasar con ellos todo este tiempo, que es muchísimo más del que compartíamos cuando ellos eran pequeños y mi vida estaba tan desequilibrada.

Actualmente, gracias a Jahira, mi prometida, por fin sé lo que significa ser parte de una relación en donde ambas partes son iguales y se apoyan. Pienso en mi matrimonio fallido con menos emoción, y entiendo mejor, tanto la infelicidad de mi exesposa como la mía. Ahora veo las cosas desde ambas perspectivas, y ya he dejado el pasado atrás.

Por supuesto, todavía hay algunos sucesos dolorosos de los que me cuesta trabajo zafarme y que sigo viendo por el espejo retrovisor. Sin embargo, cada vez que tengo la oportunidad de ver a un perro superar un trauma del pasado, y alcanzar la paz y el equilibrio gracias al perdón, me siento bendecido e inspirado.

Poco a poco, y día con día, las lecciones que muchos perros como Rosemary y Popeye me han dado, me motivan a acercarme a la serenidad y al perdón en todos los aspectos de mi vida.

LECCIÓN CANINA #5
CÓMO ACEPTAR EL PERDÓN

- ✓ Trata de ver el dolor del pasado, de la misma forma que lo hacen los perros: como algo que palidece cuando lo comparas con las alegrías del momento presente.
- ✓ Recuerda que fomentar el resentimiento es como beber veneno y esperar que la otra persona se muera. Los resentimientos sólo lastiman a quien los guarda. La decisión de perdonar es tuya.
- ✓ Trata de desarrollar empatía por la gente que te ha lastimado. Al ver el mundo a través de sus ojos, podrás entender mejor sus acciones.
- ✓ El perdón es un regalo que te das a ti mismo. No esperes disculpas ni acciones de desagravio por parte de la otra persona, porque tal vez nunca lleguen. Piensa que sólo a ti te corresponde separarte de todas las cosas negativas que hay en tu vida.
- ✓ Celebra el momento presente en todo su esplendor Technicolor. Usa a los perros como tus modelos a seguir porque ellos en verdad saben cómo vivir intensamente cada instante del día.

Sabiduría

El propósito de la vida no es ser feliz,
sino útil, honorable y compasivo;
marcar una diferencia que indique
que has vivido, y que lo has hecho bien.
—Leo Rosten

Todos contamos con una persona en la vida que nos ha ayudado a ser mejores seres humanos. Tal vez es el maestro que nos inspiró a amar el aprendizaje, el padre que nos ayudó a superar una adolescencia escarpada, o el entrenador que nos ayudó a fortalecer nuestra autoestima en el campo de juego. A esas personas las llamamos ídolos, héroes o modelos a seguir. Independientemente del título que hayamos elegido, estos individuos siempre tendrán un lugar especial en nuestra mente, nuestro corazón y nuestro recuerdo. Son fuerzas que nos ayudaron a convertirnos en quienes deseábamos ser.

En mi caso, ese alguien especial es Daddy, el adorable pit bull gigante de nariz roja que fue mi mano derecha durante dieciséis años. Daddy siempre estuvo a mi lado, ayudándome a rehabilitar a animales con desequilibrios, desde mucho antes de que mi programa de televisión existiera. La gente dice que Daddy era mi ayudante y mi secuaz, pero ninguno de estos títulos le hace ni tantita justicia a la relación que teníamos. En lo que se refería a entender a perros atribulados, Daddy era el verdadero "Encantador de perros", era lo máximo. Yo sólo fui su discípulo.

La habilidad de Daddy para entender a otros y ayudarles —no sólo a otros perros sino también a cuanto humano entraba en contacto con él—, era algo asombroso que nunca había visto antes, ni he vuelto a encontrar desde entonces. Daddy es mi héroe porque, hasta la fecha, a casi siete años de su muerte, sigue influyendo en mí de manera emocional y espiritual. Daddy puso muy en alto la barra que me inspiró a querer ser tan gentil, equilibrado, tolerante y ético como él.

Daddy era mucho más que sólo un perro con buen comportamiento. No sólo era inteligente, no sólo era amable. Tal vez te parecerá que estoy exagerando pero, para mí y para todas las personas que pasaron cierto tiempo de calidad con él, Daddy fue un maestro espiritual. Era como si toda la grandeza de los líderes más inspiradores de la historia se hubiera reunido en un hermoso perro. De alguna manera, ese pequeño y musculoso pit bull nació con lo que, desde mi perspectiva, era una sabiduría de siglos.

De Daddy aprendí que es perfectamente posible encontrar amor y lealtad inefables en esta vida. También me enseñó a aspirar a un objetivo nuevo y lejano: alcanzar la verdadera sabiduría.

La sabiduría va más allá del conocimiento

La sabiduría es un término genérico que se usa de muchas maneras. El tipo de sabiduría que Daddy me enseñó, se extiende y va más allá de las típicas definiciones de lo que es la inteligencia o un conocimiento muy amplio. Contrariamente a lo que mucha gente cree, ser inteligente no es lo mismo que ser sabio.

Una persona inteligente conoce muchos hechos y posee un gran cúmulo de información; ser inteligente es una función del ser intelectual. Sin embargo, una persona verdaderamente sabia, que tenga información adquirida "a través de los libros", o no; depende de un conocimiento más profundo que proviene del instinto y de la experiencia en la vida. De acuerdo con el diccionario, "sabiduría" es "el poder de discernir y juzgar apropiadamente si algo es verdad o correcto", y ese discernimiento es lo que marca la diferencia.

A Daddy esta definición le venía como anillo al dedo.

La sabiduría se compone de varios elementos que, a mi parecer, son las características natas, las cualidades personales y los hábitos, así como las enseñanzas adquiridas en la vida. También puede incluir, aunque no forzosamente, conocimiento intelectual o de hechos. Lo que realmente se necesita para alcanzar la sabiduría es tener diversas experiencias de vida y, lo más importante, ser capaz de aprender tanto de las buenas como de las malas. Todo verdadero viaje a la sabiduría comienza con la habilidad de tomar nuestro sufrimiento y los contratiempos que se nos van presentando, y transformarlos en lecciones de vida transcendentes.

Daddy y el prejuicio hacia los pit bull

Daddy le pertenecía a Reginald Noble, alias "Reggie", mejor conocido como Redman, el conocido rapero, DJ, productor musical y actor. Redman me pidió ayuda porque tenía problemas con un cachorro que había adoptado; el perro tenía cuatro meses y venía de un criadero. Originalmente Redman bautizó al cachorrito como "L.A. Daddy", pero yo acorté su nombre y se quedó en Daddy. Un día, a principios de 1995, el rapero me invitó a una reunión en sus oficinas y bodegas de la zona Sur-centro de Los Ángeles.

Recuerdo muy bien ese día. Estábamos en el *set* de uno de los videos musicales de Redman, y el lugar era un caos: había empleados de la filmación moviendo enormes piezas de equipo, tramoyeros transportando utilería por todos lados, asistentes del director gritando órdenes, y raperos bailarines practicando en cada rincón del lugar. Sentada entre las patas de la silla de Redman, e indiferente a todo el barullo, estaba acostada la bajita y fornida bola de grasa rojiza: un pit bull de unos diez kilos con las orejas recién cortadas y una cabeza enorme en forma de tabique.

Aunque me quede impresionado al ver la apacible y natural energía de Daddy en medio de toda aquella agitación y distracciones, también pude percibir cierta duda; una inseguridad muy tenue. En un perro, esta característica puede ser una bendición o una maldición porque, un estado sano de alerta puede hacer que el animal se mantenga tranquilo y calmado, y que sea respetuoso con quienes lo rodean; pero un alto nivel de inseguridad en el animal también puede generarle un temor debilitante o, peor aún, llevarlo a cometer agresiones producto del miedo.

En el mundo hay millones de dueños conscientes, y Redman es un buen ejemplo de ellos. Es un individuo inteligente y sensible, y estaba decidido a ser un guardián responsable para Daddy, por el bien de la sociedad y del perro mismo. El rapero ya había visto a algunos amigos y colegas, dueños de perros pit bull poco sociables, terminar en una corte por el mal comportamiento de sus mascotas. Él, por supuesto, no quería nada de eso, ni para él, ni para su familia ni para Daddy.

Redman quería un perro que no lastimara a nadie; un perro dócil y obediente al que pudiera llevar a todos lados sin temor a que alguien terminara demandándolo. Su representante también estaba involucrado en el asunto, no dejaba de fastidiarlo con el tema de la responsabilidad legal que tendrían que enfrentar si Daddy decidiera morder a alguien.

Redman quiso mucho a Daddy desde el principio, pero también estaba en el umbral de su estrellato, a punto de embarcarse en una serie de largas y desgastantes giras. Por eso prefirió que el cachorrito se quedara conmigo y empezara su adiestramiento intensivo mientras él estaba de viaje.

Estreché la mano de Redman, le di mi número telefónico y volteé justo a tiempo para ver a Daddy mirándome inquisitivamente con sus increíbles ojos verdes. De pronto, un escalofrío recorrió mi espalda, fue como si conociera de toda la vida a ese perro. Lo único que tuve que decir fue: "Ven, Daddy", y él me siguió con calma hasta la puerta. Así empezó lo que se convertiría en un largo viaje juntos.

Ése fue el principio de algo increíble para mí y para Daddy. Creo que aparecimos en la vida del otro por una razón: para forjar una amistad y un vínculo del alma que permanecerá en mí mientras siga vivo.

El maestro se convierte en el alumno

Daddy tenía cuatro meses, que es el momento ideal para empezar a darle forma a la mente de un perro, sin embargo, tengo que aclarar que ya contaba, desde su nacimiento, con cualidades que de todas maneras ningún humano habría podido inculcarle. Desde el principio Daddy fue un alumno curioso, con buena disposición y receptivo; su única debilidad en potencia radicaba en que no se sentía seguro de sí mismo y en que era precavido. Por esta razón, diseñé un adiestramiento que consistía, en parte, en enfrentarlo a situaciones y desafíos nuevos para fortalecer su autoestima. Hicimos viajes solos y con la manada; fuimos a diferentes lugares como la playa, las montañas y una feria urbana abarrotada de gente. Juntos completamos una variedad de ejercicios que iban de la obediencia básica a la protección personal, incluso hicimos juegos en los que él tenía que identificar aromas específicos. Cada nuevo desafío le ayudó a Daddy a ir superando sus miedos.

Cuando pienso en mi propia vida, me doy cuenta de que las ocasiones en que más he crecido como persona han sido aquellas en las que me he presionado a mí mismo y me he atrevido a salir de mi zona de confort sin importar cuán asustado estuviera. Conforme pasaron las semanas, Daddy pasó por esa misma experiencia; se fue haciendo más independiente y confiado, y, al mismo tiempo, nuestro lazo se fortaleció.

Oficialmente, los perros terminan su "cachorrez" a los nueve o diez meses de edad; a partir de entonces entran a una adolescencia rebelde que dura hasta que cumplen los dos años, aproximadamente. Después de ayudar a Daddy a superar sus inseguridades infantiles, atravesó una breve fase de orgullo en la que no se permitía dar marcha atrás cuando se encontraba frente a un desafío. Esto lo condujo a tener algunas riñas sin importancia con varios de mis rottweilers que se atrevieron a poner a prueba su valentía. Entonces le enseñé que lo más recomendable en esos casos era alejarse, rendirse ante la situación y mantener su orgullo bajo control.

Aunque al principio yo fui quien educó a Daddy respecto a las reglas básicas para evitar conflictos, él absorbió las lecciones de una manera muy especial y luego las llevó a un nivel completamente distinto. Por eso no pasó mucho tiempo antes de que yo empezara a sentir que él era el maestro y yo el alumno.

Para cuando cumplió dos años, Daddy ya podía mantenerse tranquilo, calmado y distante frente a los perros que trataban de incitarlo a pelear. Cada vez que se enfrentaba a un conflicto, resistía el ataque o, sencillamente, ignoraba al agresor, volteaba la cabeza y se iba. Era como el chico buena onda de la preparatoria que ni siquiera presta atención a los insignificantes desacuerdos de otros estudiantes. Ya incluso en ese tiempo me daba la impresión de que Daddy sabía, por instinto, que para dispersar las situaciones tensas sólo tenía que dar un paso atrás y dejar que el globo bélico se desinflara.

Recuerdo que un día traje a un nuevo perro a la manada del Centro de Psicología Canina, y éste decidió retar a Daddy a un enfrentamiento. Entonces el sabio pit bull se alejó como si aquel nuevo perro fastidioso ni siquiera existiera, y yo tuve una revelación.

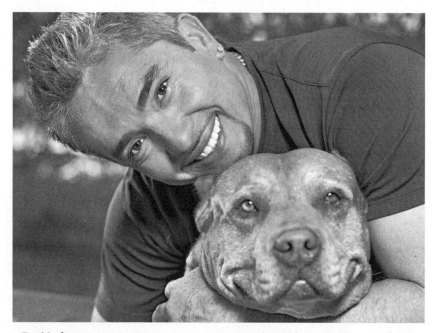

Daddy fue una inspiración, un perro sumamente humilde y sabio. Fue una fuerza apaciguadora en mi vida. Además, él era el auténtico Encantador de perros.

De pronto, el profundo valor de la rendición se aclaró en mi mente.

A veces, rendirse no es solamente la elección más práctica, sino también la más admirable porque, cuando te rindes, evitas el conflicto y, permites que surja lo mejor de ti. Rendirte también te hace más fuerte porque te coloca en un lugar en el que, ni las otras personas pueden manipularte, ni las situaciones adversas pueden afectarte ya. En cambio, cuando tu orgullo te insta a pelear, a discutir o a enfrentar una situación con arrogancia, tu verdadero yo no puede surgir, y entonces terminas entregando tu poder a otros.

A pesar de lo rudo que se veía, Daddy nunca inició un conflicto; le gustaba ser pacífico, amable y paciente. Había algo muy puro en él, era un animal noble hasta la médula. Ese perro era la inocencia y la sabiduría atemporal unidas en una sola alma. No pasó más de un año antes de que yo comprendiera que a mi lado caminaba un espíritu verdaderamente único.

Las inseguridades de cachorro se desvanecieron, y poco después Daddy empezó a exhibir una majestuosa confianza en sí mismo. Antes de siquiera llegar a ser un perro adulto, ya estaba encaminado a convertirse en ese perro al que todo mundo llegaría a amar y admirar casi tanto como yo.

De los archivos de las celebridades

Whitney Cummings

Muchas de las lecciones importantes que ha aprendido la actriz, comediante, escritora y productora Whitney Cummings a lo largo de su turbulenta vida, las atribuye a la sabiduría de los perros en general y, particularmente, a la de Ramona, la pit bull que ella misma rescató. "Tener un pit bull te enseña mucho acerca de las otras personas porque su forma de reaccionar frente a estos perros, siempre es elocuente. Además, tener un pit bull es como traer contigo un detector de mentiras."

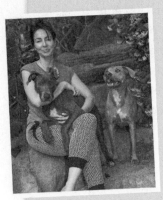

Whitney cree que Ramona realmente le ha advertido en ocasiones que se aleje de ciertos hombres con los que habría sido destructivo relacionarse. "Ella es mi espejo —dice la actriz. Si estoy con la persona equivocada, ella ladra o se pone ansiosa." Además, según Whitney, Ramona siempre tiene razón. "Ella sabe si un hombre me ha engañado o si, simplemente, si es una mala persona. Punto", añade.

"Solíamos pensar que los humanos eran inteligentes y los perros no, pero ésa es una tremenda equivocación —explica Whitney. Los perros tienen mucha más intuición y están más conectados con lo que sucede. Nosotros, en cambio, nos volvemos displicentes conforme nos hacemos mayores, y creemos que sólo podemos aprender de quienes ocupan una posición superior a la nuestra. Eso, sin embargo, no es verdad: uno nunca sabe de quién aprenderá hoy, si de un bebé, de un abejorro o de un perro."

Miembro de la manada

Al principio me contrataron para adiestrar a Daddy unos meses nada más, pero esos meses se convirtieron rápidamente en años. Redman tuvo mucho éxito en los noventa; ganó tres discos de oro en Estados Unidos por tres álbumes consecutivos: *Dare Iz a Darkside* (1994), *Muddy Waters* (1996), y *Doc's da Name* (1999). Después del 2000 empezó a colaborar y a hacer giras con Method Man, e incluso actuaron juntos en una película. Red ya casi no pasaba temporadas largas en casa pero, a pesar de ello, él y Daddy continuaron teniendo un vínculo amoroso que nunca menguó. Cada vez que Redman pasaba algunos días en la ciudad, yo llevaba a Daddy a su casa. En cuanto veía a su dueño, el pit bull empezaba a agitar la cola con tanta fuerza que todo su cuerpo se contoneaba. Siempre que Daddy y Redman se reunían, pasaban juntos todo el tiempo que el rapero tenía entre un compromiso musical y el siguiente.

El resto del tiempo Daddy era miembro permanente de mi manada del Centro de Psicología Canina. No era un perro dominante pero a la manada le inspiraba respeto y afecto porque era un animal dulce y tenía un comportamiento apacible.

Daddy tenía aproximadamente tres años cuando descubrí su "don". Cada vez que llegaba un nuevo perro al Centro y se sentía temeroso o ansioso, Daddy se sentaba a su lado, y el perro se calmaba de inmediato. A veces, si llegaba un perro enfurruñado y afectaba la estabilidad de la manada, Daddy intervenía y calmaba la situación, incluso antes de que yo llegara siquiera. Tenía un conocimiento nato que le permitía manejar cualquier situación social porque, gracias a su energía y su lenguaje corporal, era capaz de mostrar que su intención no era lastimar a nadie. Sin embargo, también sabía cómo indicarles a los otros perros que se estaban pasando de la raya. Era como si les dijera con el lenguaje de perros: "Cálmate, todo está en orden". Durante algún tiempo observé las reacciones y las elecciones instintivas de Daddy, y luego empecé a trabajar con los perros con base en lo que había aprendido de él. Entonces descubrí que con ese procedimiento podía manejar con mayor eficacia a los perros más difíciles.

El encantador de personas

Daddy no sólo era bueno para entender a otros perros, también era asombroso para descifrar el carácter y las intenciones de la gente. Yo siempre he sido intuitivo respecto a los perros pero de pronto me dieron muchas ganas de desarrollar una intuición respecto a mi especie, tan empática como la suya.

Al ver a Daddy interactuar con las personas aprendí muchísimo más sobre lo que mueve a la gente, de lo que cualquier humano habría podido enseñarme. Adopté la costumbre de llevarlo conmigo a las reuniones de negocios para ver cómo reaccionaba ante la gente en la sala. Noté que a veces se alejaba o ignoraba a ciertas personas; y que a otras se les acercaba respetuosamente, las olfateaba, y luego se ponía con la panza hacia arriba frente a ellas para que le dieran masaje. A veces, las reacciones de Daddy me instaban a evitar o a aceptar a una persona o una situación porque era imposible que la gente le ocultara sus verdaderas intenciones.

Tolerancia, empatía y generosidad de espíritu

Durante los dieciséis años que pasamos juntos, Daddy me enseñó, paso a paso, cuáles eran los componentes de esa rara y codiciada cualidad llamada sabiduría.

La primera lección fue de *tolerancia*. Uno de los primeros rasgos que noté de Daddy, incluso cuando todavía era adolescente, fue la extrema paciencia que les tenía a los perros más pequeños o jóvenes. En aquel tiempo, en el Centro de Psicología Canina vivían dos diminutos galgos italianos: Lita y Rex. Estos perros eran como pequeños bultos de energía y travesura; les encantaba subírsele a Daddy y a veces incluso se acurrucaban a su lado para dormir pero él nunca se quejó.

El pit bull también me enseñó que la piedra angular de la sabiduría era la *empatía* hacia los otros. Saber esto es esencial porque, en un mundo como el de ahora, en el que vivimos atrapados y obligados a competir, a ganarnos la vida y a luchar para satisfacer las necesidades de nuestra familia, a menudo nos es imposible ver que, a nuestro alrededor, hay gente librando batallas mucho más difíciles y atravesando un sufrimiento increíblemente mayor.

Incluso siendo todavía un cachorrito, Daddy era ya un tremendo observador de las emociones y se sentía atraído hacia cualquier persona o perro que pareciera estar sufriendo. A menudo era de los primeros en darles la bienvenida a los perros nuevos que llegaban con problemas a la manada, y de manera instintiva se acercaba a los que más necesitaban su apoyo. Si un perro se sentía marginado por el grupo,

Daddy se convertía en su comité de bienvenida y anfitrión extraoficial. Y si otro miembro de la manada se sentía mal físicamente, también le ofrecía su sosegado apoyo.

La empatía de Daddy se extendía con la misma fuerza a los humanos. Si alguien de mi familia o de mi personal tenía un día difícil o se sentía triste, él lo percibía de inmediato; se acercaba a la persona en cuestión, dejaba caer su macizo cuerpo a sus pies y rodaba sobre su espalda para invitarla a que le diera un "terapéutico" masajito de panza. Cuando Daddy entraba a una habitación y notaba que alguien se sentía deprimido, caminaba directamente hasta él o ella, le daba un empujoncito con el hocico, y le lamía la cara o agitaba la cola amistosamente en señal de apoyo. Hasta la fecha, todos mis amigos y colegas que tuvieron la suerte de conocerlo, siguen hablando de lo reconfortante que era simplemente tenerlo cerca. Era imposible tener un encuentro con Daddy y no sentirse animado y fresco; ese perro era un sanador nato.

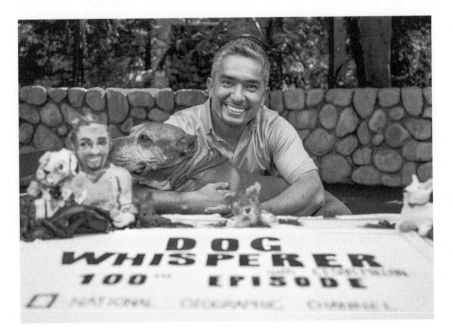

Nuestros fanáticos adoraban a Daddy, y les encantaba verlo trabajar a mi lado en los casos de El encantador de perros.

Otra de las características fundamentales de la sabiduría que me enseñó Daddy, fue la *generosidad de espíritu*. No había un solo animal o persona al que no recibiera con calidez y benevolencia. Aunque era impecable para juzgar el carácter y las intenciones de la gente, jamás se acercaba a otros con suspicacia u hostilidad. Era muy respetuoso y precavido pero siempre tenía el corazón abierto. Si percibía que alguien no tenía las mejores intenciones para él o para su manada, sólo se alejaba caminando de manera casual.

Obviamente, si a Daddy realmente le importaba alguien, no había nada que no hiciera por ésa persona o perro; era profundamente generoso por naturaleza. Cada mañana, por ejemplo, le encantaba avisarnos, a mí o a mi familia, que ya se había despertado, así que nos traía un regalo, que podía ser un zapato, una camiseta o un animal de peluche. Caminaba con el objeto en la boca y esperaba que lo notara la persona con quien quería ser generoso. Luego fijaba sus profundos ojos verdes en él o ella, le ofrecía que tomara el objeto de su boca y terminaba el ritual alejándose con su fuerte cola erecta, y meneándose con orgullo.

DE LOS ARCHIVOS DE LA CIENCIA

La empatía en los perros es real

La ciencia del comportamiento empezó a analizar la empatía y la cooperación humanas apenas recientemente porque durante años se consideró que la agresividad y el espíritu competitivo eran más importantes. Como "entenderse bien" con otros se ha convertido en la característica distintiva de las civilizaciones —o especies— exitosas, los investigadores ahora se han enfocado en la pregunta de si los perros sienten empatía o no.

De acuerdo con docenas de estudios científicos recientes, la empatía en los perros, en particular la que sienten por los humanos, tiene una fuerte ventaja evolutiva. La revista *Biology Letters* de The Royal Society, publicó un análisis de varios estudios sobre perros y empatía, realizados a lo largo de 2011.[8] El análisis arrojó la siguiente información:

- Los perros reaccionan al estrés de sus dueños con un incremento en su agitación emocional negativa.
- Los bostezos humanos son "contagiosos" para los perros, y el "contagio de bostezos" parece estar relacionado con elevados niveles de empatía entre los humanos.
- Cuando los perros se ven expuestos al estrés fingido de gente conocida, dan muestras de malestar emocional que sugieren una "preocupación solidaria".
- Incluso los perros no adiestrados son sensibles a las emergencias humanas, y en ocasiones actúan de manera apropiada para solicitar ayuda, lo que sugiere que son capaces de adoptar una perspectiva empática.

Las autoras del estudio enfatizan la importancia de que continúen las investigaciones para medir y entender las relaciones empáticas entre los perros y los humanos porque, tomando en cuenta que cada vez se utilizan más canes con distintos propósitos terapéuticos, tenemos la obligación de velar por su bienestar emocional tanto como por el nuestro.

El *verdadero* encantador de perros

Para cuando empecé a filmar *El encantador de perros*, en 2004, Daddy ya llevaba siete años de formar parte de mi manada. Desde el principio decidí que me ayudara en los casos del programa, y su presencia tuvo gran éxito. Su popularidad creció rápidamente, y el público empezó a verlo como, quizás, el mejor representante de la raza pit bull que habían difundido los medios en mucho tiempo.

Daddy era el polo opuesto al "sanguinario" pit bull que con frecuencia aparece como estereotipo en los medios impresos. La gente que veía el programa de inmediato reconocía en él a una especie de sabio o chamán que evaluaba los casos y luego les enseñaba a los otros cómo se debía manejar la situación.

En su faceta de maestro espiritual, Daddy tenía un suministro inagotable de paciencia para lidiar con la debilidad y estupidez de otros. Era increíblemente bondadoso, y nunca mordió a ninguna persona ni perro. Por supuesto, si a los perros se les pone entre la espada y la pared, y ellos sienten la necesidad de defenderse, entonces usan sus dientes como último recurso pero, para ser honesto, creo que a él jamás se le habría ocurrido hacerlo. Cada vez que Daddy detectaba que era necesario calmar una situación, invariablemente hacía uso de su apacible presencia y su estoica dignidad.

Siempre me he referido a Daddy como un "embajador de su raza" porque, a pesar de su ruda apariencia, podía ir a cualquier lugar y sentirse cómodo con cualquier persona. Si surgían conflictos en nuestra familia, él entraba al lugar y encontraba la manera de dispersar la tensión. Si yo conocía a una persona y no sabía bien qué decir, el cuerpo, la enorme cabeza y la inesperada dulzura de Daddy siempre servían para dar inicio a una charla. Sin importar si la situación en que me encontraba era personal o profesional, él siempre llegaba y la mejoraba.

Daddy apareció en muchos episodios de *El encantador de perros*. Su especialidad era ayudarme a rehabilitar a los más agresivos y temerosos. A menudo, cuando yo no sabía qué hacer en un caso, lo llamaba a él y observaba su comportamiento con el perro problemático en cuestión. Daddy nunca propiciaba peleas ni hacía que el otro perro huyera, sólo evaluaba la situación con tranquilidad y luego reaccionaba de la manera apropiada. Después de eso, yo elegía una estrategia de rehabilitación para el perro, basándome en lo que el pit bull había hecho de forma instintiva. Y como podrás imaginar, él siempre estaba en lo correcto.

🐾 Cómo practican la sabiduría los perros

- ✅ Los perros son abiertos por naturaleza. Como viven en el presente, y en ellos sólo influye lo que les sucede en cualquier momento dado, ven todas las experiencias con lucidez y entienden bien de qué se trata cada una.

- ✅ Los perros son empáticos por naturaleza. A través de su sentido del olfato y de su aguda percepción de la energía, pueden entender de inmediato lo que otro animal está sintiendo o sufriendo, y de manera natural, sienten el deseo de ayudarle a recobrar su estado de equilibrio.

- ✅ Los perros son comunicativos por naturaleza. A través de su aroma, su energía y su lenguaje corporal, pueden expresarle a sus congéneres —y a nosotros también, si les prestamos atención—, absolutamente todo lo que necesitan decir.

- ✅ Los perros son observadores por naturaleza. Sus sentidos son mucho más agudos que los nuestros, y además, le prestan atención a todo lo que sucede a su alrededor. Por todo esto, ellos procesan constantemente la información que nosotros, los humanos, a veces no captamos por estar enfocados en nuestra egocéntrica visión del mundo.

- ✅ Los perros son auténticos por naturaleza. Cuando los perros aman, lo hacen de una manera absolutamente incondicional y ofrecen su corazón y su perdón sin pedir nada a cambio. Por eso son capaces de ver y apreciar sólo lo mejor de las otras criaturas.

Daddy y el cáncer

Cuando Daddy tenía aproximadamente diez años, me acompañó a visitar a Kathleen Downing, una amiga veterinaria que necesitaba ayuda con sus perros. Kathleen debe haber notado algo muy sutil que nadie más había visto en Daddy, porque me dijo que debería llevárselo después para hacerle unos estudios. A la semana siguiente, la doctora encontró una protuberancia en su próstata y le hizo una biopsia. Luego me dio la terrible noticia: Daddy tenía cáncer.

Mi primera reacción fue de confusión e impotencia. Siempre me esfuerzo al máximo por cuidar muy bien a todos mis perros pero Daddy era súper especial para mí. Llamé a Redman para darle la noticia, y él tuvo la misma reacción: "¿Por qué le tiene que pasar esto a un perro tan hermoso?"

La doctora Downing me dijo que había un protocolo de tratamiento pero no había garantía de que funcionara. El tratamiento costaría por lo menos $15,000 dólares, y yo, por supuesto, no lo dudé ni por un instante. Pedí que se diera inicio enseguida porque, como lo sabe todo dueño de perros, ningún precio es alto si se trata de cuidar al animal que amas.

Estuve al lado de Daddy a lo largo de las diez sesiones de dos horas de quimioterapia a las que se sometió. Gracias a Dios, recibió el tratamiento muy bien y no vomitó ni tuvo mareos. Tal vez sólo durmió un poquito más de lo normal, pero eso fue todo. Su estoicismo me dejó estupefacto. Nunca mostró ninguna señal de incomodidad, dolor o tristeza, pero sospecho que ocultó sus sentimientos para que yo no me sintiera mal. Era como si me estuviera diciendo: "Deja de preocuparte, lo que será, será."

Me esforcé mucho por seguir su ejemplo y actuar con frialdad, como si todo estuviera bien, y así fuera a seguir. Sólo les conté de la enfermedad de Daddy a unos cuantos amigos y socios en quienes confiaba, porque no quería que la gente empezara a proyectar la negativa y debilitante energía que producen la tristeza y la lástima, y que eso afectara la visión optimista que Daddy tenía por naturaleza.

Después de una operación final para retirarle los testículos, el doctor nos dio la buena noticia: Daddy estaba libre de cáncer. No pasó mucho tiempo antes de que regresara a trabajar conmigo en *El encantador de perros*, y, aunque no lo creas, siento que volvió de aquella dura prueba —que con tanto valor había soportado—, todavía más sabio que antes.

Hagámoslo oficial

A pesar de que Daddy vivía conmigo, la mayor parte de los años que pasamos juntos continuó perteneciéndole oficialmente a Redman. Como el rapero pensaba que Daddy era el perro perfecto —¡porque lo era!—, siempre tuvo el plan de criarlo él mismo, y por eso nunca me permitió castrarlo a pesar de que yo habría preferido hacerlo, especialmente porque, de esa manera, no habría tenido cáncer de próstata. A veces se nos olvida que, por su período de vida, el tiempo pasa más rápido para los perros, pero después de que Daddy sobrevivió al cáncer, me di cuenta de que llevábamos juntos una década completa.

A pesar de que lo amaba muchísimo, Redman finalmente estuvo de acuerdo en que yo adoptara de manera oficial a su perro. Para ese momento Daddy y yo ya éramos inseparables, y Red sabía que la adopción sería lo mejor. Cuando nos reunimos para firmar los papeles de adopción, el inconmovible rapero de las rudas calles de Newark, Nueva Jersey, no tuvo el menor empacho en llorar. Red verdaderamente amaba a Daddy y lo continuó frecuentando toda su vida.

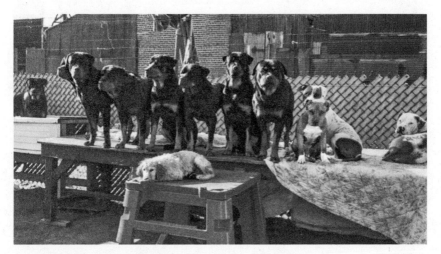

En el Centro de Psicología Canina, el único en quien yo confiaba para que me ayudara a integrar incluso a los más perros más difíciles a la manada, era Daddy (tercero, de derecha a izquierda).

Siempre estaré agradecido con Redman por dejarme adoptar a su perro, fue un acto de una generosidad enorme. Daddy era nuestro muchacho, y Red se quedó tranquilo porque sabía que se quedaría conmigo. Éste es un ejemplo más de la capacidad de Daddy para provocar sabiduría inesperada y amor genuino y desinteresado en la gente que lo conocía. Al igual que yo, Redman descubrió que estar cerca de Daddy lo instaba a actuar con espíritu altruista, aunque fue obvio que le dolió mucho renunciar a su perro de manera permanente. A veces, la decisión más difícil es la correcta.

"Daddy, el pit bull, es una gran estrella, es más famoso que yo —dijo Redman en el blog de A. V. Club, en 2007.[9] Incluso salió en el programa *Oprah*. De haberse quedado conmigo, no habría llegado a ser el Daddy que se suponía que debía ser. Sacrifiqué nuestra vida juntos, ¡pero él se elevó hasta el cielo! Ahora es una estrella, amigo. Es una bendición más".

> *Cuando te haces de un perro, adoptas su pasado*
> *y la sabiduría de generaciones que trae consigo.*
> —Eckhart Tolle

Años y sabiduría

La sabiduría de Daddy aumentó con los años y con su experiencia. Recuerdo que en una de las últimas temporadas de *El encantador de perros*, me pidieron que ayudara a un pastor belga malinois muy especial llamado Viper. Este perro estaba aterrado de todo mundo; era un can de élite que había recibido un adiestramiento especial para encontrar teléfonos celulares — incluso los componentes electrónicos más diminutos de estos aparatos—, escondidos en prisiones. Era uno de los perros más talentosos que jamás hubo en este tipo de servicio exclusivo.

En algún momento de su adiestramiento, sin embargo, Viper empezó a tenerles miedo a los intimidantes convictos cuyas celdas tenía que inspeccionar. Ese temor no tardó mucho en transformarse en una desconfianza absoluta en todos los seres humanos, y llevó al perro a un punto en el que ya no pudo realizar su trabajo. Viper se cerraba por completo o huía apresuradamente de cualquier persona que se acercara a él. Como los primeros ocho meses de su vida los pasó durmiendo en una caja, tuvo un retroceso a las experiencias negativas de su etapa de cachorro. Lo único que quería era acurrucarse en un lugar seguro y ocultarse del mundo.

Daddy y yo fuimos a ver a Viper y a su adiestrador, quien estaba desesperado por brindarle algo de ayuda a su valioso perro. Llegamos al edificio designado como "prisión falsa", un lugar creado específicamente para adiestrar a perros como Viper para trabajar en este inusual ambiente. Mientras fui a evaluar la situación, dejé a Daddy esperando afuera, en nuestro tráiler de *El encantador de perros*.

Cuando llegué, Viper estaba escondido debajo de una mesa y no pude hacerlo salir. No funcionó ni la comida ni los intentos de su adiestrador por convencerlo. El equipo de producción estaba filmando, y yo me encontraba perdido y sin una estrategia adicional. Como lo hacía normalmente cuando me sentía estancado, fui a pedirle "consejo" a Daddy. Cuando abrí la puerta del tráiler, lo encontré esperando pacientemente.

A pesar de que ya tenía unos quince años de edad, sufría de artritis y tenía problemas de vista y de la vejiga, no necesitó que le dijera qué hacer ni adónde dirigirse. Nunca había visto aquel edificio, pero trotó por los corredores y las celdas falsas hasta encontrar el lugar y la mesa debajo de la que se ocultaba Viper.

Sin perder ni un minuto, Daddy se agachó y metió su adolorido y viejo cuerpo debajo de la mesa y tocó con su nariz la del perro atribulado.

Con eso bastó. El perro salió y Daddy, con su comportamiento, le mostró que yo era un humano confiable. Una vez más, mi compañero logró con facilidad lo que ni yo, ni el adiestrador de Viper habíamos podido hacer. Gracias a Daddy pude empezar a trabajar con este perro y enseñarle a confiar en los humanos gradualmente. Algunas semanas después, Viper regresó a su trabajo. Daddy había cambiado la vida de un amigo con tan sólo darle un toquecito con la nariz.

En el equipo de *El encantador de perros* no hubo una sola persona que no se quedara muda aquel día. El encuentro con Viper fue un ejemplo claro de la sabiduría nata de Daddy en acción.

Kathy Griffin

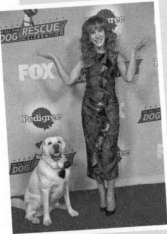

Fuera del escenario, la pasión de la comediante Kathy Griffin es rescatar perros, y en especial, animales que ya tienen muchos años y que la gente no adopta con facilidad. Kathy atribuye este aprecio que le tiene a la sabiduría y a la reflexión que da la edad, a la cercana relación que ha tenido con su ingeniosa y vivaz madre de noventa y cuatro años.

"En mi espectáculo a veces digo, en broma, que la gente de menos de noventa años me aburre porque las historias que me cuenta mi mamá, que tiene noventa y cuatro, son asombrosas —explica. Mi madre es una aguda mujer de noventa y cuatro años que me ha contado sobre la primera vez que conoció a una persona gay o de cuando le explicaron lo que eran los derechos civiles. Es una persona que vivió dos guerras mundiales, y a mí, en lo personal, eso me resulta más interesante."

"Para ser honesta, pienso que ésta también es una de las razones por las que prefiero a los perros de mayor edad —continúa explicando. Me gustan los perros que nadie más quiere porque tienen una sabiduría que no se encuentra en los cachorros. He tenido cuatro que han llegado a tener por lo menos ocho años, y definitivamente noté cómo fue cambiando su comportamiento conforme crecieron, de la misma manera que sucede con la gente. Con el tiempo, los perros se vuelven más tolerantes y dulces."

Respeta a tus mayores, tanto a los perros como a los humanos

Daddy trabajó en el programa de *El encantador de perros* hasta que fue extremadamente viejo: tenía el equivalente a ciento cinco años de un humano. Esto me alegró mucho porque, cuando fui niño, a mí me enseñaron a respetar a mis mayores. Mi abuelo también obtuvo su gran sabiduría gracias a los ciento cinco años que pasó en la Tierra, y toda la gente de su comunidad lo veneraba por ello, en particular nuestra familia. La reacción de la gente ante Daddy y su hocico blanco, me recordaba ese sentimiento. Cuando las personas lo veían entrar cojeando a una casa y calmar a un perro o enseñarle una nueva manera de comportarse, adoptaban una perspectiva totalmente distinta respecto a lo que los perros de mayor edad podían hacer.

La verdad es que, cuando hay un perro viejo en tu vida, tienes la oportunidad de estar en contacto con una de las criaturas más perceptivas, empáticas y experimentadas del planeta. La opinión generalizada de mis clientes es que los perros mayores "sí entienden" y, a menudo, conforme se hacen viejos, se vuelven compañeros más tiernos y complacientes.

Creo que deberíamos cuidar aún más a nuestros perros mayores porque todavía tienen mucho que darnos; éste es sólo un aspecto más de la sabiduría.

A lo largo de mi vida he podido observar el proceso de la vejez en muchos de los perros a los que he amado, pero en ningún caso fue tan íntimo como con Daddy. Hacia el final de sus días, ambos sabíamos lo que el otro pensaba y sentía, operábamos en una especie de "flujo" en el que no teníamos que esforzarnos ya, sólo estábamos unidos. Fue una de las relaciones más profundas que he tenido.

Por supuesto que amaba a Daddy pero, ¿me amaría él a mí también? Yo sé que sí.

Bendito aquél que se ha ganado el amor de un perro viejo.
—Sydney Jeanne Seward

La sabiduría nunca muere

Daddy se volvió más tranquilo conforme fue envejeciendo. Algunos perros se hacen más pequeños con el paso de los años, pero ése no fue su caso. Él siguió creciendo en estatura y sabiduría.

En nuestras oficinas de producción había una mesa especial para todas las cartas y paquetes que le llegaban a Daddy de parte de sus fanáticos en todo el mundo. Y de hecho, ¡le llegaba más correspondencia que a mí! Entre los regalos, fotografías, premios caninos hechos en casa y los otros artículos fabricados a mano que enviaban sus admiradores, también llegaban miles de solicitudes para que les mandáramos una fotografía de Daddy y un "autógrafo" de su garrita. A nuestra estrella le llegaban, sobre todo, retratos: bocetos, cuadros e incluso esculturas que la gente hacía inspirada por él. Entre las cosas más divertidas que recibíamos estaban los videos de otros perros viendo a Daddy en televisión y emocionándose cada vez que él aparecía en pantalla. En más de una ocasión nos dijeron que se habían llevado a cabo misas católicas por él; evidentemente todo mundo sabía que era un perro muy especial.

¿Qué diferenciaba a Daddy de los otros maravillosos perros de mi manada? Adivinaste: su sabiduría. Eso era lo que lo hacía un líder nato. En una ocasión, durante una filmación en Carolina del Norte, nos invitaron a Daddy y a mí a visitar un hospital de veteranos, en donde se les daba tratamiento a soldados que habían participado en la Guerra del Golfo, muchos de los cuales habían sufrido amputaciones.

DE LOS ARCHIVOS DE LA CIENCIA

La química del amor

Una de las preguntas que me hacen mis clientes con más frecuencia, es: "¿Cómo puedo saber si mi perro realmente me ama?" Y yo siempre respondo: "¿Cómo sabes si tú amas a alguien?" Afortunadamente, la ciencia ya nos proveyó una respuesta más satisfactoria.

El amor es una emoción fundamental para los animales sociales, y en el caso de los perros, está compuesta por los mismos bloques de construcción que conforman el amor entre los humanos. En 2015, un estudio japonés vinculó de manera definitiva a los perros y la oxitocina, es decir, la "hormona del apego" que comparten las madres y los bebés, y que también se libera cuando los humanos tienen relaciones sexuales.[10] Cuando los perros se quedan contemplando con devoción los ojos de sus dueños, su cerebro libera elevados niveles de oxitocina, lo que fortalece el vínculo amoroso entre el humano y el animal. El cerebro del dueño, claro está, actúa de manera recíproca.

Esto, por supuesto, significa que desde el punto de vista neurológico, el amor de un perro por su dueño es exactamente igual al de una madre por su bebé, o el de un hombre por su esposa. También significa que los humanos somos capaces de amar a nuestros perros con la misma intensidad que amamos a nuestros cónyuges e hijos.

El amor se compone de todavía más elementos químicos, claro, pero resulta evidente que, el de un perro, es amor "verdadero", puro y simple. En palabras del doctor Brian Hare, investigador de cognición animal de la Universidad Duke, "Cuando los perros te miran, básicamente te están abrazando con los ojos."

Cuando entramos a uno de los cuartos sentimos el respeto que los veteranos le tenían a Daddy y, al mismo tiempo, yo pude percibir el respeto que él sentía por ellos.

Creo que los soldados veían a Daddy como uno de ellos: el héroe canino ideal; corpulento, fuerte y noble. El pit bull se hinchó de emoción cuando los soldados le dieron la bienvenida, y por eso tengo la impresión de que se sintió orgulloso de que esos seres humanos lo honraran con su admiración. Todos los soldados sin excepción, solicitaron conocer a Daddy y tomarse una fotografía con él.

La experiencia, sin embargo, fue distinta en mi caso. Me sentí conmovido y triste por los sacrificios que esos hombres habían hecho por su país. Muchos no podían caminar, y estaban confinados a sillas de ruedas; algunos otros habían perdido a sus amigos y su familia al regresar a casa. Yo quería preguntarles cómo se habían lastimado; quería ayudar pero, por desgracia, eso me hizo atraer sentimientos tristes e inadecuados al lugar.

A Daddy no le importaba en absoluto lo que les había sucedido a los soldados en el pasado; él no notó lo que faltaba en sus cuerpos ni en sus vidas, nada más se sintió feliz de estar en su presencia y, como siempre, sólo vio el espíritu de cada uno de ellos: un espíritu heroico, desde su perspectiva.

DADDY CONMOVIÓ A MILLONES DE PERSONAS en todo el mundo. Es una lástima que nuestros seguidores de Asia y Europa no lo hayan conocido debido a que yo viajé mucho al extranjero hasta después de su fallecimiento. A pesar de todo, los fanáticos de muchos países siguen preguntándome por él hasta la fecha. Me cuentan cuáles son sus episodios favoritos y me dicen cómo los maravillaba el hecho de que Daddy supiera perfectamente cómo ayudarle a un perro e impartir enseñanzas a los humanos. En pocas palabras, Daddy también les enseñó a sus admiradores cómo vivir.

Uno de sus logros más importantes fue la manera en que transformó la imagen de los pit bull. Daddy hizo que la gente dejara de verlos como violentos asesinos y empezara a percibirlos como mascotas tranquilas y amorosas. Actualmente, mi pit bull Junior continúa encarnando este mensaje. Los pit bull son perros hermosos, amables, pacientes e inteligentes; y yo siempre tendré uno a mi lado para convencer al mundo de que han sido víctimas de humanos despiadados. Creo que, gracias a Daddy, el mensaje le llega por fin a la gente.

Él nos enseñó el arte del amor incondicional. Cómo darlo y cómo aceptarlo.
En donde hay eso, lo demás se acomoda por sí mismo.
—John Grogan, Marley & Me

El adiós

Daddy fue un perro fuerte y celebró su vida absolutamente todos los días, sin embargo, la Madre naturaleza supera incluso a los más rudos. Aunque tuvo varios años maravillosos después de vencer al cáncer, cuando cumplió quince, comenzaron a aparecer los indicadores de la edad. Él siempre había querido unirse a las actividades que se le facilitaban, como correr con la manada, ayudarme a hacer la serie de televisión y robarse el espectáculo en el escenario de mis seminarios en vivo. Sin embargo, poco a poco las actividades físicas empezaron a costarle más trabajo. Para ese momento ya había desarrollado artritis, y las articulaciones de la cadera empezaban a fallarle. Como era un perro muy tenaz, siguió proyectando el mismo aplomo, sabiduría y nobleza que siempre tuvo, a pesar de que ya estaba prácticamente ciego y sordo.

Finalmente, Daddy llegó a un punto en el que ya no podía caminar, y su último momento indigno fue cuando perdió el control de su vejiga. Yo sabía que su fin estaba cerca porque vi cómo fue disminuyendo esa calidad de vida de la que tanto había gozado. De pronto, ya sólo quería pasar la mayor parte del tiempo echado en su cama, durmiendo.

Daddy continuó sacudiendo alegremente la colita cuando nos visitaba alguien a quien amaba, y se mantuvo estoico y calmado todo el tiempo, sin embargo, el veterinario me dijo que, muy probablemente, el dolor lo aquejaba. Aunque su tolerancia era enorme, yo no soportaba la idea de que enfrentara más sufrimiento. Creo firmemente que los perros siempre nos dicen cuándo ha llegado el momento de ayudarlos a irse, y por eso entendí que Daddy me estaba tratando de avisar que nos separaríamos pronto.

El día que tomé la dolorosa decisión de ponerlo a dormir, llamé a Redman y a Jada Pinkett Smith para darles la noticia. Ellos vinieron de inmediato a mi casa para despedirse de él, de la misma forma que lo hicieron como cien más de nuestros amigos y vecinos. Toda la gente que conocíamos había recibido una enseñanza de Daddy de alguna manera.

Durante varias semanas después de que la noticia se hizo pública, recibimos flores y regalos de admiradores de todo el mundo, incluso de lugares tan lejanos como China. De nuestra casa se desbordaban tantos arreglos florales, tarjetas y animales de peluche, que habríamos podido abrir una tienda de regalos.

La vida de Daddy llegó a su fin el 19 de febrero de 2010. Tenía dieciséis años. Cuando el veterinario llegó, encontró la casa en silencio; llena de serenidad y alumbrada por tenues veladoras, según lo marca una costumbre mexicana para honrar a la gente en agonía. En el momento en que estuvimos listos, toda la familia se reunió alrededor de Daddy. Dijimos una oración y el veterinario lo inyectó. Continuamos rezando y vimos al perro más maravilloso del mundo quedarse lentamente dormido por última vez. Luego lo estreché en mis brazos sin dejar de llorar. Mis muchachos y mi exesposa también lloraron.

La muerte no me resulta desconocida. En el rancho de mi abuelo presencié muchos fallecimientos, incluso el de varios animales que me importaban. La muerte era considerada una parte natural de la vida. Tiempo después, cuando nos mudamos a Mazatlán, vi la muerte humana mucho más de cerca de lo que debería un muchachito de la edad que yo tenía. Por las mañanas, cuando iba camino a la escuela, a menudo encontraba gente en las calles que había terminado muerta tras una noche de aventuras.

A pesar de lo anterior, hasta que no llegó ese momento, no me di cuenta de lo mal preparado que estaba para lidiar con la partida de alguien tan cercano a mí como lo era Daddy. En el fondo de mi corazón, yo sabía que no estaba listo, pero no podía ser egoísta. Ya había entendido a un nivel visceral que la hora de Daddy había llegado, y ahora tenía que aceptarlo.

Esa noche pensé en todo lo que habíamos vivido juntos, como el trabajo que hacíamos en el barrio cuando estábamos en las antiguas instalaciones del Centro de Psicología Canina; el tiempo en que enfrentamos la pobreza; el lanzamiento de mi programa de televisión; los viajes por Estados Unidos; y el momento en que él superó el cáncer. A pesar de que amo mucho a mis otros perros, cuando él se fue comprendí que jamás habría otro Daddy.

Dicen que cuando alguien muere, a veces puedes percibir el instante en que su espíritu abandona su cuerpo, pero cuando Daddy murió, lo que en realidad sentí fue que algo dentro de *mí* se iba para siempre.

El legado de Daddy no morirá con él. Desde el día que falleció, y hasta la fecha, continúo recibiendo paquetes con originales tributos y recuerdos, y todo lo que llega lo coloco en mi casa, debajo de un enorme cuadro de Daddy que me hizo el pintor Daniel Maltzman, de Los Ángeles.

La gente veía *El encantador de perros* porque quería descubrir de qué forma abordaría Daddy una situación tensa; y por eso creo que les dio esperanza a millones de personas que tenían dificultades con sus perros. La esperanza es lo que nos hace fuertes. Daddy me hizo fuerte.

En mis viajes por el mundo he encontrado gente de Asia y de otros lugares, que empezó a ver *El encantador de perros* apenas hace poco. Cuando estos seguidores hablan conmigo y se enteran de que Daddy ya murió, se quedan estupefactos; y a pesar de que no lo conocieron personalmente, la mayoría llora.

Creo que nunca he participado como orador en un evento sin hablar de Daddy, y cada vez que lo hago, le digo al público: "Desearía que lo hubieran conocido".

Estoy absolutamente seguro de que yo no habría tenido tanto éxito en mi carrera si Daddy no hubiera estado a mi lado, enseñándome la manera natural de rehabilitar a los perros con problemas. No habría sido un padre tan dedicado si él no me hubiera mostrado antes lo que era el amor desinteresado. Jamás me habría convertido en el hombre que soy ahora, de no ser por la mística sabiduría de Daddy, quien me inspiró a atesorar cada momento, a permanecer tranquilo y a confiar en mis instintos.

🐕 LECCIÓN CANINA #6
CÓMO ADQUIRIR SABIDURÍA

- ✓ Practica la meditación de atención plena. Usa la meditación, el yoga y el tiempo que pases en la naturaleza, para acallar el ruido que te rodea. Tarde o temprano, tu mente se aclarará y tu intuición mejorará.

- Cultiva la compasión y la empatía. Aunque vivamos en una cultura que privilegia la codicia y el egoísmo, trata de ponerte en el lugar de quienes sufren, y luego acércate y ayúdalos.

- Vive el presente. Date un descanso: deja de hablar y de pensar sólo en ti mismo. Mejor observa y escucha lo que sucede en tu entorno. Observa sin juzgar. Simplemente quédate quieto, asimila todo y deja que las cosas sólo "sean".

- Considera que todas las experiencias de tu vida —las buenas y las malas—, son lecciones fundamentales en un salón eterno. Hay un dicho budista que dice: "Cuando el estudiante esté listo, aparecerá el maestro". Ten en cuenta que cualquier persona, situación o animal cercano, puede convertirse en el "profesor" que siempre has estado buscando. Acepta su presencia como tu oportunidad de elevarte al siguiente nivel de entendimiento.

Resiliencia

Cuando estás profundamente abrumado,
la silenciosa y devota compañía de un perro
puede enseñarte cosas que no aprenderás
en ningún otro lado.
—Doris Day

A finales del verano de 2010, me encontraba solo con mi manada, en el Centro de Psicología Canina, en Santa Clarita. En esa zona hay algo que me recuerda al lugar en el que crecí en México: las bajas y onduladas colinas; los matorrales y el calor seco del desierto de Mojave. Dos de los huskies de Jada Pinkett Smith me iban jalando, y yo me deslizaba en un trineo que modifiqué para que pudiera avanzar en aquel terreno tan disparejo. Mi pit bull Junior, y algunos de los otros perros que corrían a nuestro lado, navegaban por los senderos y escalaban las colinas. No habría podido sentirme más vivo.

En ese momento de gozo absoluto, toda la desesperanza que acababa de sentir apenas unos meses atrás, parecía una pesadilla que empezaba a desvanecerse. De pronto me di cuenta de que llevaba algún tiempo pensando que los agobiantes y estresantes sucesos del *exterior*, eran lo que provocaba los sentimientos oscuros en mi *interior*. Lo que no entendía era que, para poder liberarme y seguir adelante con mi vida, primero tenía que sanar desde adentro.

Dije una oración para pedir claridad, y en ese instante sentí que mi misión en la vida ardía en mi interior con más fuerza de la que había sentido en muchísimo tiempo. Supe que todavía tenía una misión que cumplir; que tenía un propósito especial en la Tierra: ayudar a los perros y educar a los humanos.

Antes de eso, sin embargo, tenía que atender algunos asuntos importantes. Después de muchos meses de trabajo extenuante, por fin concluí los trámites de mi divorcio, me deshice de todas las relaciones de negocios dañinas que tenía y me instalé en una cómoda casa nueva. Cuando la nueva trayectoria de mi vida empezó a lucir más y más promisoria, mi proceso de sanación pudo dar inicio de lleno.

Para que todo esto pudiera suceder, primero tuve que oprimir el botón de reinicio y alejarme del trabajo que tanto me había consumido durante tantos años. Poco a poco empecé a reconectarme con mis antiguas pasiones. Me tomé un año sabático de la televisión y de mis seminarios, y enfoqué mi vida en lo que más me había importado siempre: mis perros.

En el curso de casi tres meses no vi prácticamente a nadie, excepto a mis amigos cercanos y mi familia. Día tras día me esforcé por sudar el dolor y los resentimientos a través de labores manuales muy intensas, así que, con toda la minuciosidad posible y con mis propias manos, diseñé y volví a hacer el trabajo de paisajismo del Centro de Psicología Canina. Y todo momento que me quedaba libre, lo pasaba caminando, corriendo, patinando y jugando con los perros.

También me hice tiempo para sumergirme en la primera actividad que inspiró mi eterna pasión por los perros: verlos jugar y comunicarse entre ellos con tanta facilidad. Me empecé a sentar durante horas para observar cómo interactuaban, y de pronto tuve una revelación: supe que los perros siempre entendían que la vida era un asunto sencillo. Los humanos éramos quienes la complicábamos.

Mientras observaba a mi manada retozar a lo largo de las laderas de la colina —en éxtasis tan sólo por sentir el calor del sol en su espalda—, noté que estaba recuperando mi capacidad de gozar de lo sencillo.

En todas esas semanas que pasé casi en soledad absoluta, mi manada me ayudó a restaurar poco a poco mi habilidad para vivir en el momento presente. En lugar de continuar inmerso en todos los errores que pensaba que había cometido en el pasado, empecé a sentirme agradecido de encontrarme en donde estaba, en ese preciso momento.

Con frecuencia los perros son más felices que los hombres, tan sólo porque, para ellos, ¡las cosas más simples son las más maravillosas!
—Mehmet Murat Ildan, novelista y dramaturgo

Disneylandia

Para la resiliencia no hay nada tan importante como la capacidad de experimentar la vida como lo hacen los perros: disfrutando de la naturaleza y viviendo de un momento a otro. Con esto no me refiero a olvidar el pasado ni a ignorar las posibles consecuencias del futuro, no, para nada. Sin embargo, el hecho de estar totalmente presentes en nuestra vida, nos enseña a aceptar el pasado y el futuro de manera positiva.

En el programa de doce pasos hay un dicho que le hace eco a lo que pienso: "No nos arrepentiremos del pasado ni desearemos cerrarle la puerta." No debemos olvidar las lecciones del pasado, pero tampoco debemos permitir que nos arrastren hacia el fondo. Si estar en el momento te recuerda a algo del pasado de una manera positiva, o si te conduce a una idea que te ayudará a mejorar en el futuro, entonces estás en el camino correcto.

Mientras mis perros me jalaban en aquel trineo por el polvoroso paisaje, de pronto me sentí colmado de gratitud. Había sobrevivido las dolorosas secuelas de mi divorcio, y ahora me encontraba en el camino hacia la sanación y el perdón. Todavía sentía mucho dolor porque la relación con mis hijos no era buena pero, de alguna forma, la fuerza y el respaldo de la manada a mi alrededor, me dio la certeza de que nos reconciliaríamos, y de que nuestro vínculo sería más fuerte que nunca. Por el momento contaba con mi manada canina, con el sólido apoyo familiar de mis padres, mi hermano Érick y mis hermanas, Nora y Mónica; así como con los muchos amigos que siempre habían estado a mi lado en las buenas y en las malas.

A pesar de que atravesábamos el vaporoso clímax del verano, yo me sentía como el personaje de George Bailey en la película navideña *It's a Wonderful Life*. Al final de la película, Clarence, el ángel de la guarda de George, le deja un mensaje especial: "Ningún hombre que tenga amigos es un fracasado." Ésta es la moraleja de la película, pero también es un buen consejo para recordarse en la vida real. Y por supuesto, si tienes un perro, siempre tienes un amigo.

DE LOS ARCHIVOS DE LA CIENCIA

¿Nuestros genes nos unen?

Quizás, así como lo indica la ciencia, el vínculo entre los humanos y los perros va más allá de la historia y la evolución. Tal vez llega hasta nuestros genes.

En diciembre de 2005 un grupo de científicos anunció en la revista *Nature* que había obtenido la secuencia completa del genoma del perro doméstico.[11]

"Los humanos y los perros tienen el mismo set de genes", explica la líder del proyecto, Kerstin Lindbland-Toh, del Broad Institute de Harvard y del Massachusetts Institute of Technology. "De hecho, cada uno de los genes del genoma del perro es igual al del genoma humano y tiene una función similar".[12]

Con el gradual regreso de mi gratitud y mi emoción por la vida, también volvieron la creatividad y la motivación. Observar a mis perros mientras jugaban y notar las diferentes cosas que los hacían inmensamente felices, me inspiró de manera profunda. De pronto pensé: "Decimos que amamos a los perros pero, por lo general, los involucramos en actividades que sólo nos hacen felices a nosotros, los humanos. ¿Por qué no hay un lugar para los perros que se enfoque nada más en lo que *a ellos* los hace felices?"

Entonces lo vi frente a mí: una visión del futuro. Convertiría el Centro de Psicología Canina en un Disneylandia para perros. Crearía un mundo mágico que les permitiría hacer lo que más aman: nadar, ir de excursión, jalar carretillas, excavar, hacer carreras de agilidad, trabajar con su olfato, practicar ejercicios de búsqueda y rescate, y muchas cosas más. Luego añadiría un grupo de otro tipo de animales para destacar el lugar de los perros en el mundo animal. Les impartiría seminarios a los dueños para enseñarles a satisfacer a sus perros, y de esa manera, ellos también podrían fomentar una vida llena de alegría para sus mascotas. Finalmente, propagaría el concepto por todo el mundo como lo hizo Walt Disney.

Algunos meses después, cuando por fin me sentí listo para regresar a Los Ángeles y retomar el trabajo, descubrí que Érick, mi hermano, había conseguido unas oficinas en Burbank para mi nuevo negocio en solitario. El edificio parecía un castillo sacado de un cuento de hadas de Disney, por lo que lo vi como una afortunada señal de que iba por el camino correcto.

En ese momento tenía un equipo pequeño pero leal, y cuando les hablé de mi concepto de un "Disneylandia para perros", todos se entusiasmaron con el proyecto y se pusieron a trabajar de inmediato. Poco tiempo después ya habíamos convertido el Centro de Psicología Canina de Santa Clarita, en todo lo que imaginé y mucho más: era un parque de diversión canino, lleno de perros y de otros animales como caballos, llamas y tortugas. Tenía una enorme piscina, una pista de agilidad y toda una serie de actividades emocionantes para los perros. Comenzamos a impartir un breve seminario práctico llamado "Elementos básicos", y lo pusimos a disposición de los dueños para que aprendieran a entender a sus perros y a satisfacer sus necesidades caninas. Luego, en 2014, inspirados también por Disney, fuimos a Florida y abrimos en Fort Lauderdale un segundo Centro de Psicología Canina al que le llamamos informalmente "Disneylandia".

Siempre recordaré ese día tan especial en el desierto Mojave, en las colinas que se cernían sobre Santa Clarita; el día que, colmado de alegría, reconocí que había sanado espiritual, emocional y físicamente. Además, me quedaba claro que los responsables habían sido los perros, y no una medicina humana. Ellos no sólo me inspiraron a reunir lo que me quedaba de resiliencia personal y a continuar avanzando con una actitud positiva hacia el futuro, también me ayudaron sin pedirme nada a cambio. Estos ángeles de cuatro patas me vieron atravesar mi primavera más oscura, antes de llegar a la temporada más brillante de mi vida.

Ese día, entre los perros de mi manada en el Centro, se encontraba mi ángel de la guarda especial: un fornido pit bull azul de tres años llamado Junior.

Los perros son sabios. Se arrastran hasta un rincón silencioso
a lamer sus heridas, y no regresan al mundo sino
hasta que se sienten completos otra vez.
—Agatha Christie

Educando a Junior

En 2008 me encontraba enfrentando la dolorosa realidad de que Daddy no estaría conmigo para siempre. Había vencido al cáncer y también se había recuperado como un campeón, pero yo no podía negar que empezaba a ser más lento en general. Sabía que sería muy difícil encontrar ese mismo carácter extraordinario en otro animal, y entonces pensé que tal vez Daddy necesitaba un protegido, es decir, un aprendiz de la siguiente generación al que pudiera transmitirle su sabiduría mientras todavía permanecía a nuestro lado. Se me ocurrió un plan: Daddy me ayudaría a criar a su sucesor ideal desde cachorrito.

Jada Pinkett Smith

Jada ha sido una de mis confidentes y amigas más cercanas durante más de veinte años. La conocí cuando todavía trabajaba lavando limusinas y adiestraba a perros en mi tiempo libre. En ese entonces ella quería adiestrar a sus dos rottweilers para que se convirtieran en perros de protección personal. Jada y yo hemos estado juntos en las buenas y en las malas, y su experiencia con el poder curativo de la manada es un reflejo perfecto de la mía.

"Te voy a contar lo que hicieron los perros por mí —me dice Jada, un día durante una caminata con la manada en las montañas de Santa Mónica. Mis perros me ayudaron a volver a mis raíces. Crecí en una zona de guerra, en un barrio extremadamente peligroso. Crecí en una casa sin padre, en una casa con una madre muy joven y, yo, simplemente, me convertí en una presa. Todos. Los. Días. Por eso solía tener 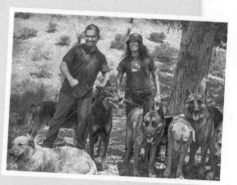 cierto instinto de supervivencia cuando estaba en las calles."

Pero, según Jada, cuando empezó a tener éxito en Hollywood su instinto se debilitó y ella se volvió vulnerable. "Es porque empiezas a vivir en una burbuja protegida, ¿sabes?", me explicó.

Cuando mi talentosa amiga comenzó a trabajar conmigo y aprendió a manejar a una manada, pudo reconectarse con la Jada del pasado. "Mis perros me dieron un lugar en el que me pude mantener conectada y volver a afilar las habilidades instintivas que había desarrollado cuando era una muchachita en las calles de Baltimore. También me permitió usarlas de una manera distinta. Actualmente aplico ese mismo instinto cuando atiendo mis negocios. Lo uso para decidir con quién quiero hacer tratos y con quién no; así como para saber de qué manera me voy a relacionar con la gente. Mis perros me llevaron de regreso a quien realmente soy."

Elegir el tipo de perro que se convertiría en Daddy Junior —así decidí llamarlo—, no sería difícil. Daddy se había convertido en el pit bull más amado del mundo, y había ayudado a una enorme cantidad de corazones y mentes a entender mejor a su raza. Yo quería tener otro pit bull de raza pura a mi lado para continuar con la campaña de buena voluntad que Daddy y yo comenzamos juntos.

Afortunadamente, un amigo de mucho tiempo, a quien conocía desde que vivía en México, me llamó y me dijo que acababa de cruzar a su hembra de pit bull —un ejemplar tierno y sumiso—, con un hermoso macho de raza pura, un tranquilo y dulce perro de exhibición. Ahora tenía una camada de cachorros que parecían haber heredado el temperamento sereno de sus padres, y quería que yo fuera a verlos. "¿Quién sabe? —me dijo. Tal vez encuentres aquí al próximo Daddy."

El soleado día que crucé la ciudad para ver por primera vez la camada de cachorros de seis semanas de edad, Daddy me acompañó en el asiento del copiloto de mi jeep. Los reptantes y torpes bultitos de pelo se nos treparon mientras yo los evaluaba rápidamente basándome en su comportamiento entre ellos y la forma en que se portaban con su madre: detecté quién era el alfa, quién iba en la parte de atrás de la manada, y quién iba en medio.

Uno de los cachorritos destacó de inmediato entre los otros. Su aterciopelado pelaje era color gris pizarra, y tenía un baberito increíblemente blanco dibujado en el pecho. Sus ojos eran de un seductor color azul celeste. A este tipo de perro se le conoce como pit bull azul a pesar de que los ojos normalmente se vuelven verdosos o cafés para cuando el perro llega a la edad adulta. El cachorro era adorable pero lo que me atrajo de él no fue tanto su apariencia como su energía. En cuanto lo levanté, sentí un escalofrío porque sus gestos me recordaron a Daddy cuando era muy pequeño.

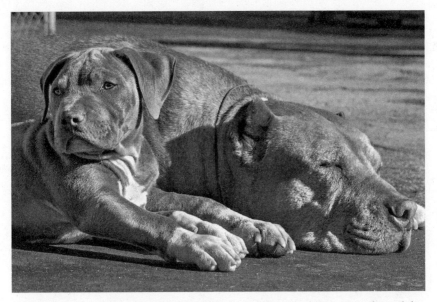

Realmente fue Daddy quien eligió a Junior entre la camada y asumió el papel de mentor del cachorrito desde el primer día.

Sin embargo, como el trabajo de criar al cachorro le correspondería principalmente a Daddy, él tomaría la decisión final. Levanté al cachorrito suavemente, le acerqué su trasero al viejo pit bull, y éste lo olfateó y mostró su interés. Cuando volví a poner al cachorro en el suelo, él se levantó trastabillando, se acercó a Daddy con precaución y mantuvo la cabeza agachada en señal de respeto y sumisión. Me impresionó que un cachorro de sólo seis semanas mostrara ya tan buenos modales caninos. Daddy terminó de examinarlo y dio la vuelta para alejarse, pero entonces el pequeñito miró hacia arriba, agitó la cola, ¡y empezó a seguir a Daddy! Era imposible negarlo: acabábamos de encontrar a nuestro "Daddy Junior".

Junior sólo tenía ocho semanas de edad cuando lo trajimos a casa. Él y Daddy fueron inseparables desde la primera noche: durmieron, comieron y jugaron juntos. El diminuto Junior no dejaba de caminar tembloroso detrás de Daddy, mi secuaz de tanto tiempo. Quería imitar todo lo que el viejo pit bull hacía, y éste, aunque ya estaba bastante destartalado, todavía tenía mucha energía. En cuanto a Junior le aplicaron todas sus vacunas y supimos que no corría riesgo de enfermar, empezó a acompañarnos a Daddy y a mí a todos lados. Iba conmigo a mis compromisos como orador y se unió a las excursiones de la manada en las montañas y la playa. Incluso empecé a incluirlo en la manada para filmar los episodios de *El encantador de perros*, porque cuando uno está criando cachorros, es importante exponerlos a la mayor cantidad posible de situaciones distintas. Entre mejor sepa adaptarse, más confiado y equilibrado se volverá en el futuro.

Cómo practican la resiliencia los perros

- Los perros empiezan todos los días de cero, así que las preocupaciones, las emociones y las inquietudes de ayer, no necesariamente están ahí a la mañana siguiente. Para ellos, cada día es una oportunidad de empezar de nuevo, y los fracasos, los miedos y los sentimientos negativos del pasado, nunca duran gran cosa.

- Los perros no tienen la costumbre de mostrar ningún tipo de dolor ni de permitir que otros sepan que están lastimados porque, parecer débil, puede ser peligroso. Esta costumbre los hace más estoicos pero también sirve para garantizar que su recuperación sea más rápida.

- La manada y la gente que rodea a un perro, tiene gran influencia sobre él, así que, si quienes forman parte del grupo social muestran fortaleza, incluso un perro tímido tratará de hacer lo mismo.

- Los perros son curiosos y están interesados en correr nuevas aventuras, y eso los anima a seguir avanzando después de un suceso negativo.

Junior toma la batuta

A mediados de 2009, cuando Daddy ya estaba demasiado débil para participar en muchos de los episodios de *El encantador de perros*, empecé a dejar que Junior, que ya tenía dos años y medio, fuera apareciendo poco a poco como mi brazo derecho, y así fue como comenzó a ayudarme con los casos de perros en desequilibrio que tenía que abordar en el programa. Aunque tuve que orientarlo mucho al principio, como Junior había pasado toda su etapa de cachorro siguiendo a Daddy por todos lados y observándolo de cerca, de inmediato supo lo que esperaba yo de él. Ahora que tiene siete años, es un musculoso y hermoso tipazo en la mejor etapa de su vida, y sus habilidades se han desarrollado a tal punto que nuestra comunicación ya no necesita de palabras y es casi tan fuerte como la que tenía con Daddy.

Junior es muy diferente a Daddy en muchos aspectos. Físicamente, es más alto y sus músculos son más apretados; Daddy era más bien bajito y fornido, y tenía una complexión sólida y gruesa. También sus personalidades son muy distintas. Si la vida fuera un anuario universitario, Daddy sería el tranquilo y reflexivo estudiante de filosofía, y Junior sería el deportista despreocupado. El joven pit bull es un atleta ágil y capaz, con un gusto intenso por la pelota, y si yo no le impusiera límites a sus momentos de juego, podría obsesionarse fácilmente con este juguete.

Si vieras lo que Junior puede hacer con una simple pelota de beisbol, te volverías loco. También le fascina el agua, lo cual no es muy común entre los pit bull. Daddy nunca fue un perro con intereses acuáticos; cuando llevaba a la manada a la playa, se conformaba con observar desde la orilla y cavarse él solito un agujero especial en la arena, pero no le gustaba salpicar y chapotear para recuperar la pelota entre las olas como a todos los demás. Junior, por otra parte, era tan hábil, en este entorno, que incluso podía nadar bajo del agua. Si su pelota se llegaba a hundir, él se lanzaba al mar como buzo —conteniendo el aliento y con los ojos abiertos—, para recuperarla.

John O'Hurley

No soy la primera persona que ha atravesado un divorcio difícil en compañía de su perro y, ciertamente, no seré la última. El actor John O'Hurley, mejor conocido por su papel como J. Peterman en *Seinfeld*, le relató a la revista *Cesar's Way* la manera en que Scoshi, su maltés, lo salvó en el escabroso período posterior al rompimiento.

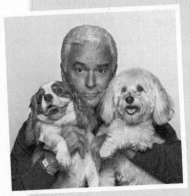

"Scoshi y yo hicimos un largo recorrido de Nueva York a Los Ángeles —dijo el actor en noviembre de 2010. Nos hicimos a la idea de que nuestra familia se había reducido a solamente nosotros dos. Los perros son pacientes y sólo viven el momento. No tienen noción del pasado ni del futuro."

Un hombro para apoyarse y reír

Cuando dejé la casa en la que había vivido con mis exesposa y mis hijos, tuve que buscarme un departamento de soltero para vivir ahí temporalmente. El único perro que traje conmigo fue Junior, los demás se quedaron con mi personal en el Centro de Psicología Canina. De pronto noté que éramos dos solteros y que hacíamos todo juntos: caminar, ir de un lado a otro de la ciudad, comer, dormir y sentarnos en el sofá para ver televisión. Incluso cuando ya estaba yo en vías de recuperación, había noches en las que los pensamientos lúgubres inundaban mi mente, y la soledad, el arrepentimiento y la pena se apoderaban de mí.

Fue entonces que descubrí otra de las asombrosas cualidades de Junior: es un animador nato, un verdadero payaso. Junior parece detectar con exactitud en qué momento necesito consuelo y, una vez que lo identifica, hace algo que me mate de risa. Es un perrote de treinta y cinco kilos que todas las mañanas se comporta como cachorrito para aligerar el día. Hace un bailecito, se acuesta bocarriba en el suelo, estira la espalda y me mira como pidiendo que le jale las patas y le frote la panza.

Junior siempre está dispuesto a participar en las payasadas entre perros también. Le encanta jugar con nuestra manada familiar, particularmente con los más pequeños como Coco, Benson y Gio. Su fornido cuerpo tiene forma de barril pero cuando juega con los perros chiquitos, trata de actuar como ellos. El problema es que él se ve muchísimo más torpe. Verlo girar en el suelo para encajar con el grupo de los perros más pequeños, siempre me hace reír mucho. Junior no es tan ágil y gracioso como ellos, ¡pero él cree que sí!

Junior me salvó la vida cuando estuve en medio de mi oscuro viaje. Estando él presente, era imposible permanecer enojado o deprimido por mucho tiempo. Junior era muy distinto a Daddy pero era precisamente el perro que yo necesitaba a mi lado en ese traumático período. Por supuesto, yo ya había leído investigaciones sobre el poder sanador de la risa, pero no lo experimenté en carne propia sino hasta que conocí a Junior.

Resiliencia y sanación: los perros como terapeutas

Los perros tienen un poder especial de sanación, pero la ciencia apenas lo está empezando a cuantificar y entender. No resulta sorprendente. Creo que hay millones de personas que ya han sanado emocional y psicológicamente gracias a los perros. A lo largo de mi vida y mi carrera he visto a estos animales transformar la existencia de personas para quienes la psicoterapia y los medicamentos no tuvieron éxito.

¿Tienen los perros sentido del humor?

Más de un siglo de investigaciones indican, ¡que sí!

Charles Darwin fue el primer científico que sugerir que los perros podían tener sentido del humor. En su libro publicado en 1872, *The Expression of Emotions in Man and Animals*, el naturalista describe la manera en que algunos perros "molestan" a sus amos "engañándolos". Les hacen creer que fueron a recuperar un objeto lanzado pero, en el último momento, se van corriendo alegremente como regodeándose de la broma que hicieron. Darwin veía estos actos como parte de un comportamiento distinto al del juego casual.

Konrad Lorenz, etólogo austriaco ganador del Premio Nobel, llevó las cosas un poco más lejos y sugirió que los perros realmente se ríen. En su libro *Man Meets Dog*, de 1949, escribió: "La mayoría de las veces vemos esta 'risa' en perros que juegan con un amo al que adoran. [Ellos] se emocionan tanto que empiezan a jadear casi enseguida."

Años después, Patricia Simonet, de Sierra Nevada College, en Lake Tahoe, puso a prueba esos mismos sonidos de jadeo que Lorenz había observado e identificado como "risa" canina.[13] En 2001, Simonet y sus alumnos grabaron y analizaron sonidos que los perros hacen principalmente mientras juegan, y descubrieron que, de hecho, eran muy distintos en patrón y frecuencia, a los jadeos caninos ordinarios. Cuando Simonet reprodujo las grabaciones de esta risa canina para que la escucharan perros jóvenes y cachorros, estos respondieron con una alegría evidente y recogieron un juguetito o se pusieron en posición de juego. En cambio, otras grabaciones que contenían diversas vocalizaciones caninas entre las que se incluía un jadeo ordinario, no produjeron el mismo efecto.

En 2009, el doctor Stanley Coren, neuropsicólogo y autor de bestsellers sobre el comportamiento canino, le dio un uso más práctico a la recientemente descubierta "risa canina" de Patricia Simonet.[14] El doctor Coren experimentó haciendo los sonidos él mismo hasta que perfeccionó una imitación humana aceptable del patrón: "En mi opinión, lo que parece funcionar mejor es algo como: 'hhuh-hhah-hhuh-hhah'… Este sonido hizo que mis perros se sentaran y agitaran la cola, o que se acercaran a mí, estando al otro lado de la habitación."

El doctor luego trató de usar los sonidos para calmar a perros ansiosos. Tuvo resultados positivos en todos los casos, excepto en los de animales profundamente ansiosos o traumatizados. "Esto es parecido a tratar de apaciguar a humanos —señala Coren—. Si su ansiedad es moderada, añadirle un poco de humor a la situación puede ser útil y relajante, pero si la persona en cuestión se encuentra en estado de pánico, puede malinterpretar tus intentos por aligerar el momento, y percibirlos como una forma de subestimar su estado emocional. Y claro, esto puede empeorar las cosas."

Ahora piénsalo: ¿Tú ríes con tu perro?

Uno de los ejemplos más asombrosos lo presenté en *El encantador de perros*. Fue el caso de A. J., una cliente que había desarrollado un serio desorden de pánico relacionado con el trastorno de estrés postraumático tras una larga serie de muertes y pérdidas personales devastadoras en su vida. La ansiedad de A. J. era tan severa, que le daba miedo salir a la calle y convivir con la gente, y por eso pasaba la mayor parte del tiempo escondida entre los muros de su casa. Sin embargo, poco después de adoptar a un desaliñado perrito terrier llamado Sparky, notó que sus ataques de pánico habían disminuido, y cuando llegaba a tenerlos, también se recuperaba con mayor rapidez.

Sparky hizo por A. J. lo que ninguno de los tratamientos había logrado. Calmó su ansiedad y sosegó su agitado corazón. Tan sólo la presencia de Sparky en la habitación, hacía que la mujer se sintiera mucho mejor. A. J. decidió certificar a Sparky como perro de servicio psiquiátrico, una categoría de asistencia animal que empezó a ser reconocida apenas en los últimos diez años. Con este certificado, Sparky podría acompañarla a todos lados.

El problema de A. J. era que les tenía mucho miedo a los perros grandes, especialmente a los pit bull, y su miedo había provocado que Sparky se volviera agresivo con los perros que la ponían nerviosa. Éste era un gran inconveniente porque los perros de servicio no pueden mostrar ningún signo de agresividad.

Para ayudar a A. J. la traje al Centro de Psicología Canina y la rodeé con más de una docena de pit bulls amigables que le mostraron tanto amor, que la hicieron superar sus temores. Cuando A. J. dejó de sentir miedo, los episodios de agresividad de Sparky también desaparecieron.

DE LOS ARCHIVOS DE LA CIENCIA

El antidepresivo de la naturaleza

Un estudio recientemente publicado en Journal of Personality and Social Psychology, demostró que, en general, los dueños de perros tenían mejor calidad de vida que quienes no tenían perro, ya que sus niveles de temor y obsesión eran más bajos.[15] Los dueños de perros se sentían menos deprimidos y solos; presentaban niveles más elevados de autoestima y felicidad; y tenían menos probabilidades de sentirse estresados. Al parecer, los perros tienen capacidades antidepresivas naturales, pueden hacer maravillas por la autoestima de la gente, y también reducen la sensación de ansiedad.

Por sí misma, esta experiencia transformó a A.J., pero también el hecho de que Sparky volviera a portarse bien, y de que conservara su certificación, le ayudó a salir de su capullo con más fortaleza y confianza que nunca antes.

A ocho años de distancia, te puedo decir que la salud mental y física de A. J. ha mejorado mucho, y que ahora es una de las chefs veganas más solicitadas de Los Ángeles. La A. J. de ahora, desborda alegría y confianza, y le atribuye su nueva vida al poder curativo de un perrito.

En lo personal, desearía que, antes de prescribir medicamentos, más psiquiatras garabatearan la indicación "Rescatar a un perro" en sus libretitas de recetas.

Hace poco recibí un correo electrónico de una admiradora con una historia de éxito sobre un perro rescatado. Esta anécdota es un bello testimonio del poder de la sanación y la resiliencia. Por respeto a la privacidad de la persona que envió el correo, he dejado fuera los nombres y detalles de identificación:

Querido César:

He luchado contra la depresión desde que estaba en la preparatoria y no ha sido nada sencillo. Medicamentos, terapia, ansiedad, más medicamentos. Han sido casi veinte años de malestar intermitente; a veces estoy bien, y otras, verdaderamente mal. Los cambios naturales de la vida son más difíciles para mí que para la mayoría de la gente porque hay algunas situaciones que pueden desencadenar en mí episodios de depresión que parecen interminables.

En 2012 adopté a una extravagante perra, mezcla de husky y algo más. La habían rescatado en una cuneta de la carretera pero estaba a un día de que la pusieran a dormir. La vida no ha vuelto a ser la misma desde el día que sus padres adoptivos abrieron la puerta y la dejaron correr hasta mí. Al ver esa hermosa cara lloré de gozo; sus ojos verdes estaban llenos de una enorme felicidad y gratitud por el solo hecho de estar viva. Desde ese momento, ella me ha ayudado a lidiar con mi depresión y me ha dado una razón para levantarme por la mañana y hacer las cosas que la mayoría de la gente puede llevar a cabo sin pensarlo dos veces.

Esos días en que lo único que quiero hacer es quedarme acostada en la cama y dormir, mi perrita viene a mí, me mira y levanta las cejas con una expresión de "vamos a jugar". Entonces me levanto, le doy un gran abrazo, le digo cuánto la amo y le confieso que no podría vivir sin ella. Ha cambiado mi existencia por completo.

El solo hecho de saber que estuvieron a punto de ponerla a dormir cuando apenas tenía tres semanas de edad, me hace ver las cosas de una manera muy distinta.

Excepto en el caso de desastres naturales, traumas severos en las primeras etapas de vida, daño cerebral orgánico o problemas de endogamia, los perros no sufren de problemas mentales de manera natural. Estos normalmente los provocan los humanos. Nosotros somos quienes volvemos locos a los perros y les hacemos perder el equilibrio. Los perros pueden desarrollar problemas y fobias debido a humanos inestables o a ambientes estresantes en los que sus necesidades no se ven satisfechas. Sin embargo, cuando se les aleja de esas situaciones negativas, suelen recuperarse por completo. Por eso hice anteriormente la observación de que "los perros siempre tienden hacia el equilibrio". Lo más notable es que también tienen el poder de ayudarnos a nosotros a recuperar la ecuanimidad.

NUEVE MANERAS EN QUE LOS PERROS MEJORAN NUESTRA SALUD MENTAL

1. Nos ofrecen el tranquilizador efecto del contacto físico.
2. Nos ofrecen afecto y fortalecen nuestra autoestima.
3. Reducen nuestro aislamiento y soledad.
4. Al brindarnos la oportunidad de responsabilizarnos de otra criatura, fomentan nuestra empatía.
5. Nos ayudan a construir nuevas relaciones humanas.
6. Nos distraen y nos alejan de los pensamientos y los sentimientos negativos.
7. Nos motivan a tener rutinas sanas a través del ejercicio y de horarios simples.
8. Nuestros niveles de serotonina aumentan cuando estamos con ellos.
9. Nos ofrecen el poder curativo de la risa.[16]

El caso de Owen Howkins, a quien conocí por medio de la revista *Cesar's Way*, en agosto de 2012, es un convincente ejemplo de la forma en que la visión de un perro puede mejorar la salud mental de un humano y fomentar su resiliencia. Owen nació con una rara enfermedad genética llamada síndrome de Schwartz-Jampel que hace que sus músculos estén siempre tensos. Su niñez fue dolorosa; siendo muy pequeño se dio cuenta de que la gente siempre lo miraría de una manera distinta, y por eso se volvió muy crítico con su apariencia, que destacaba por el enanismo, una cabeza más pequeña de lo normal y ojos diminutos. Al igual que A. J., Owen se retiró y se encerró en su propio mundo, y se aferró cada vez más a la seguridad y aislamiento que le ofrecía su casa.

Al mismo tiempo, un pastor de Anatolia llamado Haatchi, también sufría. Haatchi sólo tenía diez meses de edad cuando alguien lo ató a una vía férrea y lo dejó ahí para que muriera. Un tren le arrancó una de las patas traseras pero, milagrosamente, alcanzó a escapar con vida. Haatchi se quedó solo, sangrando y llorando junto a las vías del tren durante días, hasta que Will, el papá de Owen, lo rescató y lo llevó a casa con su familia.

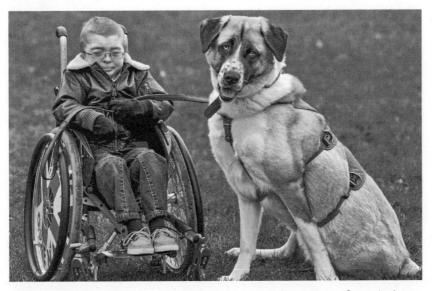

Owen Howkins y Haatchi, su perro de tres patas, son la pareja perfecta. Ambos se ayudan a fortalecer la confianza entre sí, y en conjunto, abordan la vida sin juzgar.

He trabajado con muchos perros de tres patas en mi vida, y te puedo decir que todos actúan como si a sus cuerpos no les hiciera falta nada. Es asombroso, pero la gran mayoría ha podido seguirle el paso a la manada en las excursiones matutinas. Además, a los perros con los que interactúan no les interesa si a sus compañeros les hace falta un miembro, un ojo o parte de la cola. Los perros no se ven entre sí con ese tipo de prejuicios y, naturalmente, Haatchi tampoco veía a Owen como si fuera distinto.

La primera vez que Owen miró fijamente los adorables ojos cafés de Haatchi, su vida cambió por completo. El hecho de que el perro aceptara incondicionalmente sus problemas físicos, le dio al chico la confianza suficiente para volver a salir de casa. Owen se hacía cargo de Haatchi; lo sacaba a pasear y lo llevaba a las exhibiciones de perros, y gracias a esto, lo embargó un nuevo sentido de confianza en sí mismo y de propósito en la vida. Owen también les perdió el miedo a los desconocidos porque, ahora que Haatchi lo acompaña, ya tiene de qué hablar con ellos.

Perros de terapia

Los hospitales están llenos de dolor, miedo y tristeza, por lo que no se me ocurren muchos más lugares en donde los perros hagan tanta falta.

Los hospitales que se encuentran afuera de las zonas de guerra, son posiblemente los lugares más estresantes para los humanos. En los hospitales se puede percibir un tipo muy característico de olores; muchos de ellos incluyen una combinación de fluidos corporales, medicinas, soluciones de limpieza y hule, que los convierte en lugares muy desagradables, y a pesar de que se promueve el silencio y serenidad, se escuchan ruidos de manera constante: murmullos, gemidos, tos, el siseo de los respiradores, el sonido de los monitores y los teléfonos, los llamados por los altavoces y el repiquetear de los elevadores.

Doctor Andrew Weil

El doctor Weil, practicante de medicina integral, dice que él realmente les ha "prescrito" a sus pacientes estar en contacto con perros como parte de su terapia. En 2012, el doctor le dijo a la revista *Cesar's Way* lo siguiente: "Tener un perro es tremendamente benéfico para el bienestar emocional." Un perro depende de que tú satisfagas sus necesidades, lo que "te impide enfocarte en ti mismo: una costumbre poco sana".

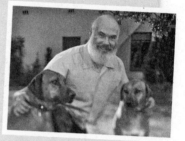

Weil continúa explicando: "Mis dos crestados rodesianos me recuerdan que la felicidad espontánea es una posibilidad real porque me lo demuestran todos los días."

Cómo traer a los hospitales al siglo veintiuno

David Frei, autor del libro *Angel on a Leash: Therapy Dogs and the Lives They Touch*, es la voz de las exhibiciones de perros del Westminster Kennel Club. Cherilyn, su esposa, es capellana católica de Ronald McDonald House en Manhattan, y juntos se han expresado apasionadamente sobre la importancia de que haya más perros de terapia en los hospitales.

"Cuando empezamos, mucha gente del ámbito del cuidado de la salud no quería perros en los hospitales —explica David. Pero ahora la ciencia se está poniendo al día con algo que los propietarios de perros siempre han sabido."

Una vez a la semana, David visita a niños hospitalizados en compañía de sus dos spaniel bretón. "La energía cambia en cuanto un perro entra a la sala. Los pacientes que no han abierto la boca empiezan a hablar, y los que han estado tristes, esbozan una sonrisa. Los perros viven en el ahora, y eso es lo que les brindan a los pacientes: el momento."

Gracias a su energía, su compasión y sus agudos sentidos, los perros de terapia que visitan a los pacientes y les proporcionan alivio, han demostrado ser casi la mejor medicina que puede ofrecer un hospital. Los mejores perros para hacer estas visitas son los despreocupados que caminan en medio de la manada porque son amistosos, sienten curiosidad por casi todo mundo y tienen energía positiva. Todos los olores que a los humanos les desagradan, también forman una vívida paleta para la nariz canina, pero la diferencia yace en que los perros no los asocian con aspectos negativos. Además, los perros no llegan con la pesada carga de la culpabilidad, la lástima o la preocupación.

Como todo mundo sabe, los hospitales albergan a personas que se encuentran en estados de debilidad absoluta. Los perros traen consigo optimismo, esperanza, curiosidad y alegría: todas las cosas buenas que las personas enfermas o lastimadas necesitan desesperadamente. Un buen perro de terapia entra a una habitación y se dirige de inmediato a la persona más enferma o con mayores necesidades emocionales en el lugar. Luego da una vuelta por el lugar hasta que todos los pacientes proyectan la misma energía positiva. Para los perros, la energía del dolor y la enfermedad es algo que tiene que corregirse, y por eso sienten que restablecer el equilibrio de un cuarto en donde hay enfermos, es un desafío interesante.

Entrené a Junior como perro de terapia e hice que lo certificaran de manera oficial en 2012. Básicamente, éste es su papel en mi serie *Cesar 911*, sin embargo, en el programa les provee terapia a otros perros, no a personas. Junior porta con orgullo su chaleco oficial de "Perro de terapia", el cual le permite viajar conmigo a cualquier lugar. La gente puede verlo y sentirse segura de que es un perro tranquilo, que se porta bien, y que está adiestrado a un nivel muy alto. Asimismo, cuando Junior porta el chaleco, la gente sabe que está trabajando y que no lo debe acariciar ni distraer.

El arte de curar viene de la naturaleza, no del médico.
Por lo tanto, el médico debe empezar por la naturaleza,
con la mente abierta.
—Paracelso

Llamando al doctor Perro, oncólogo

Ninguna reflexión acerca de las distintas dimensiones de la resiliencia estaría completa si no analizáramos la milagrosa habilidad que tienen los perros para facilitar la curación física y para ayudar a detectar enfermedades antes de que sea demasiado tarde. El caso en concreto: los perros que olfatean el cáncer.

La capacidad de discriminación del sentido olfativo de los perros de detección, es en verdad notable. A estos peculiares animales se les encomienda la tarea de encontrar una aguja en un pajar una y otra vez pero, como poseen aproximadamente 100,000 receptores de olores más que nosotros, también son capaces de reconocer el particular aroma de las células cancerosas y de sus productos de desecho; a veces, incluso en las etapas incipientes del cáncer. Los perros también son capaces de identificar los rastros químicos de una sustancia en un cuerpo humano, en concentraciones de partes por trillón.[17] Además, saben cuando un olor no debería estar ahí.

Hoy en día, los perros de detección pueden oler y reconocer el cáncer con una increíble taza de precisión de 98 por ciento, mucho antes de que las pruebas de laboratorio lo detecten.[18] El hecho de encontrar la enfermedad en una etapa tan temprana, e incluso de detectar algunas de sus variedades más mortales, permite que una amenaza letal se vuelva curable.

Después de muchísimo tiempo, la ciencia por fin se ha puesto al día con lo que nuestros perros han estado tratando de decirnos durante miles de años. Por desgracia, los humanos apenas empezamos a enseñarles a ellos la manera de comunicarnos su valioso conocimiento.

En la primavera de 2010 tuve la fortuna de visitar uno de estos extraordinarios centros de adiestramiento para detección en la clínica Pine Street, en San Anselmo, California. Kirk Turner, adiestrador en jefe, me explicó de qué manera le podía enseñar a un perro a detectar el cáncer en tan sólo dos semanas y media. Me hizo una demostración con contenedores de comida para bebés y contenedores vacíos de película para fotografía en los que había células y/u orina de una persona con la enfermedad. Las tapas de los recipientes tenían agujeros para que el olor pudiera salir. A los perros se les daban varios contenedores y luego se les adiestraba para que se sentaran junto al que tenía el olor buscado que, en este caso, era el de las células cancerosas. El perro que daba la respuesta correcta recibía un premio que podía ser un bocadito, afecto y halagos, o una sesión de juegos, dependiendo de las preferencias específicas de cada uno.

Michael McCulloch, director de la clínica, me contó que, en una ocasión, un perro, aún en entrenamiento, detectó la recaída de una mujer cuyos médicos, después de la detección canina, todavía tardaron año y medio más en encontrar el tumor. La mujer formaba parte del grupo de control que proveía muestras de aliento de personas que, supuestamente, no tenían cáncer, pero en veinticuatro de veinticinco ocasiones, los perros olfatearon su muestra y se sentaron frente a ella para indicar que tenía la enfermedad. Cuando los médicos de la mujer por fin encontraron el nuevo tumor, todavía era tan pequeño que era casi imposible detectarlo. Estaba literalmente en lo que llaman "etapa cero". Gracias a eso, los médicos pudieron extirparlo por completo.

Hay otra historia asombrosa sobre un incidente en una exhibición canina con un alto nivel de exigencia. Uno de los perros participantes que sería juzgado por su belleza, tenía otra labor de la que los organizadores no estaban enterados: era uno de los primeros schnauzer adiestrados como perro para la detección del cáncer. Las cosas se complicaron porque una de las reglas de la exhibición era que los perros tenían que permanecer de pie durante la evaluación o, de lo contrario, corrían el riesgo de ser descalificados.

Cuando este schnauzer, capaz de olfatear células cancerosas, se acercó a una juez, se sentó y ya no se quiso mover. Naturalmente, lo descalificaron de inmediato. Sin embargo, antes de abandonar el ring, el manejador del perro llevó a la juez a una zona privada y le recomendó que fuera a ver a su doctor para que la revisara.

Algunos días después, la juez llamó al manejador para agradecerle. Le dijo que los doctores habían descubierto que tenía cáncer de seno en etapa dos y que, de no haber sido por el perro, tal vez no se habría enterado suficientemente a tiempo para que su tratamiento fuera exitoso.

Por supuesto, al perro no le importó que lo descalificaran de la exhibición, él sólo hizo aquello para lo que lo habían adiestrado: salvar vidas.

Perros de alerta contra la diabetes

Hace poco me encontraba en un elegante coctel cuando, de repente, algo me hizo mirar hacia arriba. Un magnífico golden retriever entró con un chaleco de servicio y una mochila a la espalda, y captó la atención de todos. El hermoso animal acompañaba a una mujer de treinta y tantos años con la que hablé un rato.

Técnicamente, la Ley para los estadounidenses con incapacidades prohíbe que un desconocido le pregunte al manejador de un perro de asistencia cuál es su problema físico. Sobra decir que, hasta cierto punto, también es un acto de mala educación. Sin embargo la mujer me reconoció de inmediato y me explicó que tenía diabetes tipo 1, que su perro se llamaba Hardy y que llevaba tres años con ella. El perro no sólo la alertaba de las peligrosas fluctuaciones en los niveles de azúcar en su sangre, también portaba en su mochila un estuche médico con insulina y otros suministros de emergencia. Los perros de alerta de diabetes detectan los cambios en la cantidad de azúcar en la sangre a través del aliento de su manejador. Además están adiestrados específicamente para pedir ayuda si su humano llega a desmayarse o a quedar en una situación de incapacidad.

La mujer retiró un cuenco de plástico rojo para agua que estaba sujeto con un clip al costado de la mochila de Hardy. "Me parece buena idea traer a Hardy a eventos en los que podría comer por accidente algo que afecte mi equilibrio —me explicó, al tiempo que vertía agua de una botella en el cuenco y lo colocaba en el piso—. Y no sólo eso: ya no me preocupa no conocer a nadie en los eventos porque la gente se nos acerca y siempre tenemos algo de qué hablar."

Cómo nos curan los perros

- Los perros de asistencia para diabéticos detectan cuando el azúcar de una persona con diabetes tipo 1 baja demasiado, y dan la alerta.
- Los perros de alerta de convulsión les avisan a sus dueños cuando se avecina un episodio para que puedan tomar sus medicamentos o ir a un lugar seguro.
- Los perros de asistencia ayudan a los ciegos, los sordos, las personas con lesiones cerebrales o con enfermedades crónicas como, por ejemplo, quienes sufren de Parkinson. Están adiestrados para llevar a cabo tareas cotidianas, guiar a sus manejadores en público y alertar al manejador y a otros de situaciones que ponen en riesgo la vida.
- Los perros de asistencia psiquiátrica ayudan a quienes tienen problemas de salud mental, proveyéndoles alivio y contacto físico.
- Los perros de terapia llevan alegría a los asilos y a los hospitales.
- Los perros de alerta de alergias detectan alérgenos potencialmente letales en los alimentos o el medio ambiente.

Sofía y Monty

Sofía Ramírez adoptó a Monty, su perrito salchicha miniatura de pelo largo, cuando lo vio disponible como perro con posibilidades de exhibición.

Sin embargo, poco después le diagnosticaron hipoglucemia y notó que cada vez que tenía un desvanecimiento o dolor de cabeza, Monty reaccionaba de una manera extraña. Más adelante Sofía ató cabos y se dio cuenta de que su nueva mascota podría ser un excelente perro de servicio.

Después de un extenso adiestramiento, Monty empezó a ayudarle a Sofía a supervisar sus niveles de azúcar en la sangre. Si el nivel baja, Monty le da golpecitos a Sofía con sus patas para alertarla e indicarle que debe tomar sus medicinas. "Uso un medidor pero es más fácil que eso se te olvide, a que un perro que trata desesperadamente de captar tu atención te pase desapercibido —explica Sofía—. Si no fuera por Monty tal vez no estaría aquí ahora."

Lo más notable de Monty es que demostró su habilidad por sí mismo antes de embarcarse en el adiestramiento. Sólo necesitaba que le enseñaran qué hacer cuando el azúcar en la sangre de Sofía cayera. Muchas de las formas en que los perros benefician a la salud humana parecen venir directamente de sus habilidades natas.

El trabajo más importante de un perro sigue vigente.
Como el legendario Cerbero, el perro nos sigue
manteniendo alejados del Infierno de la Soledad.
—Tara y Kathy Darling, *In Praise of Dogs*

Perros de servicio para LCT y TEPT

Desde el inicio del conflicto en Irak y Afganistán, los soldados han estado volviendo a casa con un peculiar coctel de tribulaciones. En primer lugar tenemos la lesión cerebral traumática (LCT) que a menudo es un efecto secundario de los artefactos explosivos improvisados. La LCT no se puede ver pero afecta el lóbulo frontal de la persona y puede conducir a disminuir la capacidad de realizar tareas cotidianas que anteriormente el paciente daba por hecho. Las víctimas de LCT pueden sufrir de convulsiones o desmayos, pero la lesión también tiene una profunda influencia en la personalidad y puede dar como resultado cambios sutiles o extremos en la memoria, las emociones y el temperamento. Aunque se trata de una lesión física real, se desarrolla en el cerebro y no puede apreciarse, por eso los efectos secundarios se notan con mayor claridad en el comportamiento posterior al conflicto bélico.

La segunda lesión típica de la guerra es el trastorno de estrés postraumático (TEPT). Ésta lesión tampoco se puede ver pero produce un desorden de salud mental serio. Sus síntomas pueden ser aterradores: flashbacks, pesadillas, pensamientos traumáticos indeseables, miedo extremo, ansiedad, desconfianza de otros, culpabilidad, soledad e incapacidad de sentir placer. Debido a que el TEPT también afecta la personalidad, los pacientes pueden aislarse mientras los amigos y miembros de sus familias se esfuerzan por entender el nuevo y extraño comportamiento de esa persona a la que tanto aman. El aislamiento conduce a la soledad, y la soledad a la depresión severa. Desde que comenzó la guerra contra el terrorismo, el ejército de Estados Unidos y el Departamento de Asuntos de los Veteranos han documentado una epidemia de suicidios relacionados con el TEPT.

Aquí, sin embargo, hace su entrada una nueva camada de héroes estadounidenses: los perros de servicio para LCT y TEPT. Estos animales son adiestrados individualmente para ayudarle a cada veterano o miembro activo del ejército a manejar su LCT o TEPT específico. Los perros pueden aprender cientos de tareas diseñadas a la medida, entre las que se incluyen solicitar ayuda en medio de una crisis médica, advertir la inminencia de una convulsión o un ataque de pánico antes de que suceda, u ofrecer asistencia relacionada con el tratamiento, como cargar medicinas y terapia de contacto físico. Estos perros también le ayudan al paciente a lidiar con su carga emocional, haciendo uso de su relajante presencia y de su capacidad para llevar a cabo tareas de mejoramiento de la seguridad, como evitar que otras personas engenten o abrumen a sus manejadores.

El Departamento de Asuntos de los Veteranos ya les ofrece perros de servicio a veteranos con lesiones físicas, y recientemente empezó a enviarles perros adiestrados en TEPT a los miembros de las tropas a los que se les ha diagnosticado este problema. Los perros les ofrecen una ayuda invaluable a los veteranos traumatizados en su reintegración al ámbito civil. Como ésta es una nueva era en lo que se refiere al trabajo de los perros de terapia, los datos duros y las estadísticas apenas están surgiendo, sin embargo, las anécdotas de los, y las militares, es ya una evidencia y respalda con firmeza el concepto de usar perros adiestrados en TEPT para ayudar a los veteranos.

Llevamos miles de años escuchando anécdotas que asocian a los perros con la resiliencia, pero ahora ya hay una gran cantidad de datos científicos que refuerzan esta noción. En lo personal, pienso que un perro siempre será la mejor medicina del mundo.

Resiliencia y amor incondicional

Me parece que a los perros los entiendo mejor que a la gente, y a veces también siento que los perros son los únicos que me comprenden de verdad. Estar rodeado de una manada me brinda un tipo de serenidad que no encuentro de ninguna otra forma. Soy un tipo educado a la antigua, que cree en el honor y en la tradición, y estas cualidades las veo con mucha más frecuencia en las comunidades caninas que en las humanas. Los valores bajo los que funcionan las manadas —lealtad, autenticidad y apoyo mutuo—, son bastante difíciles de encontrar en la sociedad moderna.

Mi relación con Junior apenas empieza a acercarse a la profunda intimidad que tenía mi relación con Daddy; y en cuanto a los humanos, puedo decir que siempre intenté tener vínculos amorosos y afectuosos con las mismas características pero nunca lo logré realmente.

Hasta que conocí a mi Jahira.

Cuando todos los papeles de mi divorcio estuvieron firmados y me convertí oficialmente en un hombre soltero de nuevo, pasé por un período de dudas e inseguridad en mí mismo. Estaba preocupado por mi negocio y mis hijos, y me sentía rechazado, incapaz de inspirar amor. Un día, en 2011, un poco a modo de terapia, fui de compras. Llegué a la tienda de Dolce & Gabbana en Los Ángeles, y de pronto vi a una mujer impresionantemente hermosa que trabajaba ahí. Yo sabía que, con programa de televisión o sin él, una mujer así jamás saldría conmigo, así que agaché la cabeza, pasé junto a ella y seguí caminando hacia el elevador que llevaba a la sección de ropa para hombres.

Justo antes de que la puerta cerrara, ¡esa bellísima mujer se subió al elevador conmigo! Nunca he sabido bien qué decir en situaciones como ésta pero ella se encargó de que la conversación fuera fácil. Me dijo que se llamaba Jahira, que era estilista y que sólo llevaba algunos meses en Los Ángeles. Cuando me presenté, me dijo que le gustaba mi programa de televisión. Nos separamos después de conversar un momento, pero ya no pude sacármela de la cabeza. Me gustó particularmente que me dijera que, siendo una joven mujer latina, estaba orgullosa de tener un empleo en una tienda tan prestigiada. Su confianza me impresionó. Algunas semanas después reuní el valor suficiente y regresé a la tienda pero, en esta ocasión, no fue para comprar ropa sino para pedirle a Jahira que cenara conmigo. Y así empezó todo.

Salimos por algún tiempo y, conforme la relación se estrechó más y más, empezamos a hablar de vivir juntos. En ese tiempo mi hijo Andre continuaba viviendo con su madre, pero Calvin, el más chico, que tenía entonces diez años, había decidido vivir conmigo. Ahora que ya no era solamente un "papá de fin de semana" para Calvin, me sentía muy agradecido de poder estar con él todos los días. Al mismo tiempo, sin embargo, debo admitir que era una responsabilidad enorme porque, igual que a mí, el divorcio lo había hecho sentirse inseguro de cuál era su lugar en el universo. Era un niño enojado, tenía problemas en la escuela y se rebelaba todo el tiempo.

Cuando Jahira finalmente se mudó a la casa, adoptó un papel muy maternal con Calvin. La observé y vi cómo se fue convirtiendo en un ejemplo de calidez y afecto para mi hijo. Y poco a poco, gracias a su inquebrantable apoyo, la ira de Calvin disminuyó.

Calvin y yo éramos dos hombres quebrados en el aspecto emocional, pero Jahira, que, aunque joven era increíblemente sabia, supo cómo armarnos de nuevo, pieza por pieza. Nos brindó amor incondicional en el momento más triste de nuestras vidas, y nos desafió a dar lo mejor de nosotros. Creyó en nosotros antes de que nosotros mismos pudiéramos volver a hacerlo, y, milagrosamente, ambos nos pusimos a la altura.

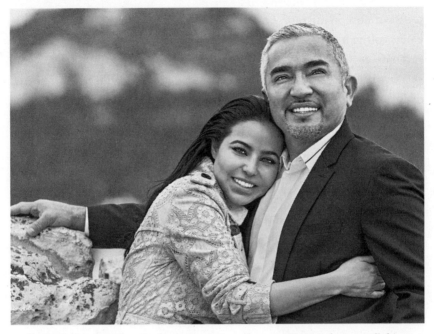

Jamás había experimentado un amor como el que comparto ahora con Jahira. Ella ha sido una fuente de luz en mi vida.

Jahira fue la mujer que finalmente me enseñó a confiar en la gente. Mis relaciones con los perros siempre habían sido muy satisfactorias, en especial la que tuve con Daddy. Eran relaciones que se basaban en la autenticidad y la integridad porque nunca tuve que ser nadie más que yo mismo, para que los perros me amaran, me respetaran y atesoraran. Con los humanos de mi vida, en cambio, jamás me sentí cómodo del todo; ahora me doy cuenta, sin embargo, de que fue mi culpa porque yo mismo había construido una muralla.

Jahira fue la persona que me retó a destruir ese obstáculo. Me enseñó que cuando hay confianza mutua entre dos personas, es posible establecer los lazos humanos más profundos y valiosos.

Yo nunca había establecido con nadie una conexión que no necesitara de palabras, como la que tenemos Jahira y yo. Con mucha frecuencia uno empieza a decir algo, y luego el otro contesta "estaba pensando precisamente lo mismo". O, a veces, recuerdo que tengo que hacer algo, y ella voltea a verme y me dice: "No te preocupes, cariño, ya me hice cargo de eso".

Jahira posee el corazón más generoso que he conocido. Nuestra forma de interactuar tiene ese mismo altísimo nivel de respeto y honor que he experimentado con los animales con los que he compartido mi vida. Nunca pensé que podría llegar a sentir este tipo de amor incondicional y confianza con un humano, pero Jahira hace que las cosas sean muy sencillas, y eso es maravilloso.

Por eso le pedí que se casara conmigo.

Sanar me tomó demasiados años y demasiados perros. Ellos fueron la inspiración de mi resiliencia: me mostraron cómo liberar mi corazón para poder tener una relación amorosa incondicional con un ser humano. Así que, como siempre he dicho, los perros viejos aprenden trucos nuevos; e incluso este viejo perro puede cambiar en cualquier momento.

LECCIÓN CANINA #7
CÓMO SER RESILIENTE

- ✅ Conéctate a energía tranquilizante. Reducirá el estrés que te podría provocar enfermedades físicas o mentales. Además, te ayudará a reducir tus niveles de cortisol y la presión sanguínea.
- ✅ Ejercítate para sanar las heridas internas. Desarrolla una rutina física constante y elige las actividades de baja intensidad que practican los perros: caminar nadar y correr.
- ✅ Enfrenta tus problemas. Permanecer en estado de negación sólo prolonga el proceso curativo.
- ✅ Acéptate a ti mismo sin juzgarte, y deja de enfocarte en los juicios de otros. Si te aceptas tú, los demás también lo harán.

LECCIÓN 8:

Aceptación

Acepta, luego actúa. Sin importar lo que traiga consigo
el momento presente, acéptalo como si lo hubieras elegido...
Esto cambiará tu vida entera de una forma milagrosa.
—Eckhart Tolle

Apenas el otro día, por la mañana, abrí el periódico *Los Angeles Times* y leí este encabezado de bienvenida: "Sin cargos, 'El encantador de perros', César Millán, tras investigación por acusaciones de crueldad animal."

Esta declaración oficial de Control y Cuidado Animal del Condado de Los Ángeles, llegó pocos meses después de una investigación llevada a cabo en 2016 para evaluar mis técnicas de rehabilitación canina.

Los perros nos dan valiosas lecciones de vida todo el tiempo, y este descorazonador episodio se convirtió en otro de esos momentos de enseñanza. Los cargos de crueldad que se me imputaron, me ofrecieron la oportunidad de tomar un curso relámpago en aceptación espiritual avanzada. Mi improbable maestro resultó ser uno de los perros involucrados en el incidente: un diminuto bulldog francés blanco y negro llamado Simon.

Pero empecemos por el principio.

Simon y el cerdo

En mi serie de televisión *Cesar 911*, la gente llama a nuestras oficinas de producción para reportar casos de perros problemáticos que necesitan atención inmediata. A menudo existe una crisis inminente: un matrimonio en riesgo, un posible desalojo o incluso, como en el caso de Simon, la posibilidad de poner a dormir a un perro descontrolado.

Como todos los perros que aparecen en mi programa, Simon tenía una historia cautivadora y un problema urgente. Todo comenzó con una llamada de Jody y Sue, ambas, integrantes de un grupo de rescate para razas específicas llamado Pei People, el cual se hacía cargo de... sí, adivinaste, shar-peis chinos. Como muchos otros grupos de rescate, esta organización encuentra a sus perros en refugios con altos índices de aplicación de eutanasia, y los lleva a lugares en donde los pueden cuidar por un tiempo. Mientras tanto, los rescatistas buscan hogares permanentes. En los refugios temporales los perros tienen la oportunidad de sanar del abuso, descuido, lesiones o enfermedades.

Sandy, la propietaria de Simon, era una de las mejores madres temporales voluntarias de Pei People. Ella se hacía cargo de incluso los perros más enfermos y lastimados que rescataban. A lo largo de los años se había hecho cargo de más de sesenta shar-peis a los que había cuidado hasta que recuperaron la salud y encontraron hogares amorosos. Yo admiro muchísimo a las personas como Sandy, que les abren la puerta de su hogar a animales en problemas, y creo que son verdaderos ángeles disfrazados.

Las dificultades comenzaron cuando Sandy adoptó una mascota propia. Era Simon, un bulldog francés con una sobrecarga de actitud. A pesar de que Simon era una mascota amorosa con Sandy, poco a poco se fue volviendo más y más agresivo con los perros que su nueva dueña cuidaba temporalmente. Llegó un momento en que, claro, su agresividad en potencia se convirtió en un peligro real.

Cuando Sandy adoptó a Simon, ya tenía dos adoradas mascotas en casa: un par de cerditos vietnamitas. Un día Sandy salió de casa, y Simon los atacó brutalmente. De hecho, mató a uno de ellos en ese preciso momento. El otro quedó tan lastimado que tuvieron que aplicarle la eutanasia. Como era de esperarse, el incidente traumatizó a Sandy y la dejó devastada.

Para cuando me llamó, la situación con Simon había llegado a su límite. Sandy y Pei People se encontraban en un momento muy malo, ya que el grupo había llegado a depender de ella para los casos más difíciles pero ahora sentían que sería demasiado peligroso enviarle más perros mientras Simon estuviera en la casa. Ahora Sandy enfrentaba "La decisión de Sophie" en carne propia: o dejar de rescatar a esas docenas de shar-peis sin hogar que requerían de la peculiar ayuda que ella podía brindarles, o poner a dormir a Simon, que ya se había vuelto demasiado agresivo y no podía ir a ningún otro hogar.

Yo siempre he dicho, y lo seguiré repitiendo, que no es buena idea tratar de solucionar muchos de los problemas de comportamiento aplicando la eutanasia. De acuerdo con mi experiencia, sólo existe un porcentaje mínimo de desequilibrios caninos que los humanos no pueden solucionar, y ni siquiera en esos casos tendrían por qué morir los perros, sobre todo si tomamos en cuenta que en 99% de las situaciones, los humanos son quienes provocan los problemas, para empezar.

Simon acepta el nuevo estado de las cosas

Cada vez que me hablan para auxiliar a alguien que rescata o adopta perros temporalmente, sé que tengo una gran responsabilidad porque no sólo corre riesgo la persona o el perro con el que tengo que trabajar, sino también los innumerables animales que ese rescatista continuará salvando. En cuanto lo conocí y vi su agresividad con Sunshine, el shar-pei al que Sandy le brindaba albergue en ese momento, supe que Simon de verdad estaba en "la zona roja". Estar en "la zona roja" significa que, si no se restringe al animal, su agresividad puede crecer hasta llevarlo a matar o a provocar tragedias como la de los cerditos vietnamitas de Sandy.

La primera parte de mi trabajo consistía en enseñarle a ella a controlar el comportamiento agresivo de Simon hacia los perros adoptados, antes de que se produjera otra tragedia. Simon era un caso desafiante, y estoy convencido de que ese día que trabajé con él, de verdad me gané el pan con el sudor de mi frente. Poco después, sin embargo, descubrí que, como la mayoría de los perros, Simon podía ser abierto y receptivo, y que también podía aceptar que le impusieran límites nuevos a su comportamiento. El problema era que nadie se los había marcado antes.

Pasé un día muy largo trabajando con Simon hasta que él estuvo cómodo con una forma completamente nueva de interactuar. Aunque el proceso completo de rehabilitación tomaría mucho más tiempo, y que incluso implicaría una estancia en el Centro de Psicología Canina que programamos para la siguiente semana, Simon mostró una notable disposición a cambiar. Como la mayoría de los perros, prefería la armonía al conflicto, pero nunca le enseñaron que había otra manera. De hecho, para cuando terminé mi trabajo en casa de Sandy, al atardecer, me sentí muy satisfecho al ver al vivaracho bulldog francés relajándose en el porche, precisamente junto a Sandy y a Sunshine, el otro perro shar-pei.

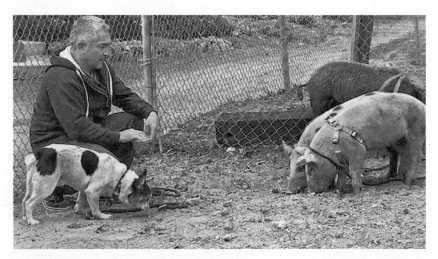

Lo que el público no vio fue otro breve fragmento en el que se mostraba que exponer a Simon a los cerdos le ayudó a superar su agresividad hacia otros animales.

Los perros se rinden frente al cambio de una manera muy hermosa. Como muchos otros perros con los que trabajo, lo único que Simon necesitaba era un día para empezar a aceptar la nueva estructura en casa.

El final de la jornada fue muy bello, pero en ese momento no había manera de saber que, poco después, yo mismo tendría que enfrentar mis propias dificultades con la aceptación y la rendición.

La aceptación de lo que ha sucedido es el primer paso
para superar las consecuencias de cualquier infortunio.
—William James

Simon hace frente a sus demonios

Como los perros tienen mucha más disposición a aceptar el cambio que nosotros los humanos, me parece importante que enfrenten todo aquello que les desagrada o produce temor. De esta manera podrán aceptar una forma completamente distinta de interactuar con el mundo. Si un perro tiene la obsesión de perseguir ardillas, entonces tiene que estar rodeado de ardillas para que yo le pueda enseñar a no comportarse como depredador. A lo largo de mi carrera ya les he ayudado a docenas de perros de esta manera: poniéndolos en contacto con el objeto de su agresión o miedo, repitiendo los ejercicios y marcando claramente los límites; y enseñándoles a formar asociaciones positivas nuevas.

La técnica que usé con Simon fue la misma, así que, cuando me enteré de que había atacado a unos cerdos, llamé a Todd Henderson, mi productor, y le pedí que consiguiera algunos ejemplares. Yo crecí en México con cerdos, así que estoy bien familiarizado con ellos. De hecho, lo más probable es que tarde o temprano varios se unan a mi colección de caballos, cabras, llamas, pollos y tortugas, y todos cohabiten felices y en paz en el Centro de Psicología Canina de Santa Clarita.

Simon se quedó con nosotros en el Centro dos semanas, y durante ese tiempo lo expuse a todos los animales que podrían convertirse en objeto de sus agresiones: cabras, cerdos, caballos y, por supuesto, otros perros. Para cuando regresó a casa con Sandy, no sólo podía comer, jugar y caminar con cerdos, sino también con todos los otros animales y perros de mi rancho.

🐾 CÓMO PRACTICAN LA ACEPTACIÓN LOS PERROS

- ✅ Los perros se encuentran entre las especies más exitosas de la naturaleza porque, biológicamente, están programados para ajustarse a los cambios del medio ambiente y las circunstancias.

- ✅ Los perros tienen la habilidad de aceptar circunstancias que los humanos considerarían traumáticas, como ir a vivir en un lugar con un clima diferente, responder a los nuevos "nombres" que les dan los humanos; y acostumbrarse a nuevas manadas. De hecho, pueden adaptarse a todo esto con mayor facilidad que sus dueños.

- ✅ A los perros no les cuesta trabajo aceptar límites si estos se les ofrecen de una forma apacible y autoritaria.

- ✅ Los perros aceptan con gracia la vejez, la enfermedad y la incapacidad —como la ceguera o la pérdida de un miembro—, y se adaptan con un nivel mínimo de trauma.

- ✅ Los perros experimentan emociones profundas como el luto tras la pérdida de un amigo animal o humano, pero siempre siguen adelante.

- ✅ Los integrantes de grupos de perros que viven juntos, a menudo eligen rendirse en lugar de entrar en conflicto, porque esto les permite vivir en paz. Ésta es la base de la aceptación.

Un video de veinte segundos

Sandy, Pei People, mi equipo y yo, consideramos que la rehabilitación de Simon fue un éxito inconmensurable, y precisamente por eso, la tempestad que se desató a continuación me impactó tanto. Fue una verdadera prueba para mi capacidad de lidiar con los golpes de la vida.

En marzo de 2016, el equipo de redes sociales de National Geographic Channel lanzó un video promocional para uno de los episodios del programa en que aparecería Simon. Por desgracia, el promocional contenía un video de veinte segundos fuera de contexto, en el que Simon, todavía en las primeras etapas de la rehabilitación, ataca a un cerdo, le muerde una oreja y lo hace sangrar.

Viéndolo en retrospectiva, sin los antecedentes de Simon ni la información sobre lo que estaba en riesgo para él y para Sandy, el video resultaba verdaderamente sensacionalista. Si el público hubiera visto todo el segmento, se habría percatado de que para cuando Simon se encontró con los cerdos, ya había recibido una intensa rehabilitación. También me habrían visto poniéndole una correa para ver cómo reaccionaría frente a los cerdos, correa que no le quité sino hasta que ya no mostró señales de agresividad ni interés en los otros animales.

Asimismo, el público se habría enterado de que, a pesar de la dramática edición del promocional que hizo que el ataque se viera muy violento y sanguinario, el reporte del veterinario indicó que el cerdo sólo había presentado "rasguños menores". Por último, el público habría visto el final feliz, tan sólo unos quince minutos después del altercado, en el que Simon y el cerdo caminaron juntos en paz por un sendero.

Pero claro, la audiencia no podía enterarse de nada de eso en veinte segundos. Sólo unos días después de que se transmitió el promocional por primera vez, mi equipo se enteró de que ya circulaba en Internet una petición en la que se me denunciaba por "crueldad animal". Me acusaron de usar a un cerdo para "acosar" a un perro. Incluso había alguien enojado porque el dueño de los cerdos jaló a uno de las patas traseras para impedir que huyera, pero cualquier persona que, como yo, haya crecido en un rancho, te puede decir que la mejor manera de evitar que un cerdo huya, es sujetarlo así. Si el cerdo hubiera pegado la carrera, habría propiciado un ataque todavía más agresivo por parte de la manada de perros que estaba cerca de ahí.

Pero poco importó que quienes lanzaron la crítica estuvieran totalmente desinformados, los medios olieron la sangre y el ascenso de ratings antes de que alguien siquiera llamara a mi equipo para solicitar un comentario.

Ésta es una de las lecciones más difíciles de la aceptación que he tenido que enfrentar.

A lo largo de todo el tiempo que mi carrera ha estado expuesta a la opinión pública, he tenido una multitud de amigos, seguidores y colegas que apoyan lo que trato de hacer con los perros, y que comprenden los verdaderos motivos detrás del trabajo. De forma paralela, también ha existido un grupo muy beligerante de detractores conformado por gente del público y por algunos profesionales. Estos críticos han mostrado intensamente su desacuerdo con mi manera de rehabilitar a los perros o, mejor dicho, con lo que ellos equivocadamente creen que son mis "técnicas".

Debo señalar, sin embargo, que muy pocos de estos detractores se han acercado a mí personalmente para ofrecerme una crítica constructiva. Quienes lo han hecho, por lo general se han quedado muy sorprendidos al ver que siempre estoy abierto a escuchar las opiniones de otros. Para cuando estas conversaciones llegan a su fin, normalmente descubrimos que, con lo que los críticos no están de acuerdo, es con las *palabras* que utilizo para describir mis métodos —como por ejemplo, "dominio" y "autoridad"—, mas no necesariamente con los métodos en sí. Por otra parte, muchos de estos críticos adiestran y acondicionan a perros que presentan desafíos comunes entre las mascotas, pero nunca han emprendido la batalla a largo plazo que implica rehabilitar a un perro en la zona roja, cuya vida ya está en peligro.

Yo no escondo lo que hago, todo está filmado y sale en televisión. Se me ha criticado mucho en los medios, la gente ha descontextualizado citas controversiales, y ha publicado críticas en páginas de opinión. Pero ya estoy acostumbrado. Entiendo que la mayoría de estas personas tienen una preocupación genuina por el bienestar y la salud de los perros y de otros animales, y creo que, mal o bien, están haciendo algo por ayudar. Si alguien cuyo trabajo u opinión me inspira respeto, se acerca y me hace una sugerencia constructiva, siempre presto atención. Al resto, a todo ese ruido blanco de la negatividad, he aprendido a no tomarlo en cuenta.

Creo que todos tenemos que aprender a aceptar las desavenencias porque, el hecho de necesitar que todo el mundo te ame y esté de acuerdo contigo para sentirte bien, no es realista. Yo tengo una forma de hacer las cosas pero eso no significa que no haya otras maneras igual de eficaces. Ahora más que nunca, estar en desacuerdo forma parte de nuestra cultura. Los políticos no coinciden con otros políticos; a veces, ni siquiera con los de su mismo partido. Los científicos no están de acuerdo con otros científicos. Los doctores no concuerdan con otros doctores. El doctor Phil no es para todos, el doctor Oz no es para todos, y Oprah, tampoco.

Yo también puedo estar en desacuerdo con otras personas. A veces tengo diferencias con mis hijos, también tengo desacuerdos con otros miembros de mi familia. Mi opinión difiere de la de la gente que trabaja en los medios. Sin embargo, lo que realmente me cuesta trabajo aceptar es la hostilidad y la cerrazón que hay en las palabras y los actos de un diminuto porcentaje de gente que describe erróneamente lo que hago. En el caso de Simon y el cerdo, el público no estaba enterado de todos los elementos de la situación pero, en cuanto lo decidieron, me vieron instantáneamente como el malhechor.

Gracias a esta experiencia también vi la facilidad con la que una acusación sin pruebas puede provocar el colapso de una misión que ha tomado más de dos décadas construir. Fui un padre trabajador que durante más de diez años sacrificó mucho del tiempo que habría podido pasar con sus hijos, porque realmente creía que les estaba ayudando a muchos a entender mejor a sus perros. Ése era y sigue siendo mi propósito en la vida pero, para que yo pueda continuar mi trabajo, la gente tiene que confiar en mí.

Lograr que la gente confíe en ti, que te respete y te sea leal, toma mucho tiempo. También toma mucho tiempo construir una carrera y una misión en la vida. La gran tragedia es que sólo bastan unos segundos para que un humano mal informado y sin guía, empiece a vociferar cosas como "crueldad animal" y amenace con destruirlo todo.

Reflexiona sobre las bendiciones de tu presente que,
como todos los hombres, tienes en abundancia;
y deja de pensar en los infortunios del pasado que,
como tú, todos los hombres
han sufrido sólo a veces.
—Charles Dickens

La entrega conquista a la ira

Indirectamente, Simon, el bulldog francés, me obligó a enfrentarme a otro desafío. ¿Sería yo capaz, como él lo hizo, de aceptar lo que estaba sucediendo sin importar el resultado? ¿O el desafío terminaría transformándome en un ser tan amargado e iracundo como mis acusadores? El caso de Simon había sido muy difícil pero, al final, tuvimos éxito. Ahora, sin embargo, estaba poniendo a prueba mi entendimiento del concepto de redención y aceptación.

El violento ataque mediático que sufrí a partir de este incidente me hizo sentir que todo el odio se dirigía a mí directamente, y una de las mejores maneras que encontré para lidiar con ello consistió en no tomar las acusaciones de manera personal en ningún momento. Mis detractores no me conocen como persona, no son mis amigos y no conocen ni mi corazón ni mi alma. No saben el intenso amor que siento por los animales de mi vida ni cuán profunda es la comunicación que hay entre yo y mis perros cuando las cámaras no están filmando. La gente que no me conoce no puede lastimar mi esencia.

Y esto es lo que aprendí de los perros: ellos pueden reñir y confrontarse pero, en cuanto el conflicto llega a su fin, siguen adelante de inmediato. Nunca guardan resentimientos. Así que en lugar de vengarme, seguí el ejemplo de mis perros y me aferré a la idea de que algo positivo tendría que salir de toda esa angustia.

Dado que soy un hombre mexicano que creció en la pobreza, sin la seguridad de que el gobierno, o mis padres siquiera, me ayudarían en los tiempos difíciles, aprendí a aferrarme a algo más grande. Y ese algo fue Dios. Creas o no en Dios, en el universo, en el Tío Sam o en el Monstruo del espagueti volador, la aceptación implica fe, una fe suficiente para ayudarte a vencer los obstáculos. Una fe que, frente al odio, la negatividad, o incluso, ante la pérdida de todo lo que posees, te ayude a llegar hasta el otro lado de tus problemas convertido en una persona más fuerte y sabia, mucho mejor que la que eras antes.

Aunque fue muy difícil perseverar durante las semanas que duró la investigación, elegí a la aceptación y la fe como mis guías. Mi equipo y yo nos abrimos completamente a la investigación y permitimos que la justicia recorriera su camino. Las autoridades vieron muchísimas veces el episodio en cuestión y tuvieron acceso a la historia completa, captada por dos cámaras distintas. Hicieron una averiguación y se enteraron de las precauciones que tomamos tanto para el perro como para los cerdos antes de empezar a filmar. Poco después del incidente, vieron al mismo cerdo corriendo felizmente por nuestros campos sin ninguna señal de daño permanente en la oreja.

Los inspectores vinieron al Centro de Psicología Canina y evaluaron nuestras instalaciones y prácticas, luego tomaron las declaraciones de todas las personas involucradas. Cuando leyeron el reporte completo del veterinario que atendió al cerdo inmediatamente después del ataque, constataron que su única crítica a nuestras prácticas de seguridad había sido que tal vez debimos usar un bloqueador solar más fuerte para los cerdos porque había sido un día muy caluroso y soleado.

El resultado de la investigación fue la exoneración pública que leí en el periódico. "Tras una extensa investigación realizada por nuestros oficiales, presentamos un reporte minucioso y completo en la oficina del Fiscal de Distrito, y ellos no encontraron ningún elemento para levantar cargos contra el señor Millán", dijo Aaron Reyes, director adjunto de cuidado y control animal. "Es una decisión justa."[19]

Por supuesto, yo tenía confianza en que cualquier investigación que se le hiciera a mi Centro de Psicología Canina o a nuestro excelente equipo de producción de *Cesar 911*, tendría como resultado la exoneración, porque no habíamos hecho nada malo. No teníamos nada que ocultar. Además, nos habíamos involucrado totalmente en un esfuerzo sin cuartel por rehabilitar y realmente *salvarle la vida* a un perro en problemas. Más adelante las autoridades admitieron frente a nuestro equipo que les apenaba mucho todo el incidente, que en realidad había sido un desperdicio de tiempo valioso, de recursos de la ciudad y del esfuerzo de los oficiales involucrados. A pesar de la exoneración, esa acusación infundada de crueldad animal fue, quizá, la experiencia profesional más traumática de mi vida.

Porque, piénsalo: ¿Qué es lo peor que puedes decir de una persona que ha dedicado su vida entera a ayudar a los animales? Sólo susurra esta terrible palabra: "crueldad". Es una palabra que conjura imágenes de negatividad, odio y violencia: exactamente lo opuesto a mi trabajo con los perros.

Aceptarse a uno mismo podría ser la clave de la felicidad

En coordinación con las organizaciones de caridad Action for Happiness y Do Something Different, la Universidad de Hertfordshire, en Inglaterra, encuestó y calificó a 5,000 personas para determinar su lugar en los diez puntos de la Escala de la Felicidad.[20] Las preguntas se basaban en las investigaciones científicas más recientes respecto a lo que diferencia a la gente feliz de la gente infeliz. Uno de los descubrimientos más sorprendentes fue que la práctica que la mayoría de los encuestados relacionaba con la felicidad, era la aceptación de uno mismo pero, al mismo tiempo, era la que menos ejercía la gente. En una escala del 1 al 10, casi la mitad de los encuestados (46%) calificó su capacidad de aceptarse a sí mismos, con un número menor a 5. El estudio recomendaba los siguientes hábitos para fortalecer la autoestima y la aceptación personal:

- Sé tan amable contigo como lo eres con los otros. Ve tus errores como oportunidades para aprender. Nota las cosas que haces bien, sin importar cuán simples sean.
- Pídele a un amigo o colega en quien confíes, que te diga cuáles son tus fortalezas, o lo que valora de ti.
- Pasa regularmente algún tiempo en silencio contigo mismo. Identifica cómo te sientes y trata de estar en paz con quien eres en realidad.

Yo trato de ver cada experiencia de mi vida como una lección, pero a veces, estas enseñanzas se aprenden con mucha dificultad. Es justo lo que sucede con la lección de la *aceptación*.

Rehabilitación del ego

Todos batallamos con la enseñanza de la aceptación. A diferencia de otros animales, los humanos tenemos la carga de la autoestima, a la que también llamamos ego. Nuestro ego puede ser positivo cuando nos inspira a crear, a imaginar y a tratar de alcanzar objetivos que parecen imposibles, pero también tiene un lado oscuro: la capacidad de ignorar a nuestro intelecto y, especialmente, a nuestro instinto. Con su canto, las voces del ego nos dicen que somos el centro del universo, que merecemos estar en la cima, totalmente satisfechos y felices, de manera permanente. Lo más peligroso es que nos hace pensar que podemos controlar todo en nuestra vida y nuestro mundo.

La aceptación es la habilidad de acallar los constantes murmullos del ego y de reconocer que hay algunas cosas en la vida que no podemos controlar de ninguna manera, como la muerte, la naturaleza y, especialmente, los pensamientos, los sentimientos y las acciones de otras personas. La aceptación nos permite reclinarnos, respirar hondo y dejar que las cosas sólo fluyan cuando la situación está más allá de nuestra capacidad de lidiar con ella. En términos de "El encantador de perros", para encontrar felicidad en la incertidumbre, primero tenemos que *rehabilitar* a nuestro ego.

Siempre he estado interesado en el crecimiento espiritual y en ser una mejor persona, y por eso, durante mucho tiempo he trabajado para dominar la aceptación. Siento que lo he logrado en algunos aspectos. Cuando trabajo con los perros, por ejemplo, los acepto como son y no los juzgo por sus acciones pasadas ni presentes. No me enojo ni siquiera cuando tratan de atacarme, y tampoco voy en contra de la Madre Naturaleza. Creo que mi labor consiste en ayudar a los perros a volver al centro de lo que deben de ser: primero animales, luego razas y luego los perros a quienes sus dueños han bautizado de alguna forma.

A veces mis clientes con perros problemáticos confunden el orden de las identidades de sus perros, y creen que un perro es, antes que nada, su nombre, su raza, y luego, con mucha frecuencia, ¡que son humanos! La gente suele olvidar que, aunque indudablemente nuestros perros son parte de nuestra familia, *Canis familiaris* es una especie muy distinta a la nuestra. Los perros tienen necesidades y deseos distintos, y nosotros debemos aprender a satisfacerlos para mantener a nuestras mascotas felices y en equilibrio.

De hecho, al enseñarles a mis clientes esta lección, me convierto en maestro de la aceptación. Tal vez esto te haga suponer que me resulta fácil aplicar esta habilidad para lidiar con el mundo de los humanos, ¿verdad?

¡Pues te equivocas! Los humanos me parecen complejos y desconcertantes. A mi forma de verlo, aceptar sus contradictorios pensamientos y acciones es mucho más difícil que tan sólo dejar que tu perro sea un perro; y si acaso sé algo sobre los humanos, es que yo no soy el único que se siente frustrado con ellos.

Por eso creo que la aceptación es una de las lecciones más importantes que nos pueden enseñar nuestras mascotas.

Lo más hermoso de los perros es que, como no tienen nuestro ego, tampoco pueden hacer referencia a nuestros detallados pero maleables recuerdos. No pueden inventarse historias sobre el pasado para reforzar su negación; no guardan resentimientos y, además, tienen la capacidad de hacer asociaciones nuevas con mucha más facilidad que nosotros, lo que les permite dejar atrás todos los remanentes del pasado. Simon es un gran ejemplo de ello.

DE LOS ARCHIVOS DE LA CIENCIA

Kathy Griffin

Kathy Griffin hace *standup comedy* y, por lo tanto, ha tenido que enfrentar a despiadados competidores, locales medio vacíos y espectadores borrachos. Cuando regresa a casa tras un día entero de sobrevivir al tormentoso negocio del espectáculo, trata de recuperar su centro, y esto lo logra gracias a su familia de perros rescatados: Chance, Captain, Larry y Pom Pom.

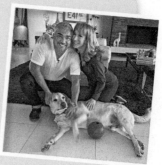

"Ellos no me juzgan —explica. Sólo los veo y me hacen reír porque son muy honestos entre ellos. Yo trato de alcanzar ese mismo tipo de honestidad en mi humor porque el público responde precisamente a esa crudeza. Dicho con una metáfora, mis perros son lo contrario a algunas celebridades sobre las que bromeo; ellos no tratan de ser alguien más, y siempre te aman de manera incondicional, tal y como eres."

Más finales felices

Simon, el bulldog francés me enseñó la lección más difícil de mi carrera, la habilidad de aceptar que la gente puede dañar e incluso tratar de destruir algo a lo que le teme o no entiende. Ahora yo puedo pasarles esta lección a mis hijos. Si queremos elevarnos y ser superiores a ese lado oscuro de la naturaleza humana, primero tenemos que aceptar que existe.

Respecto a este incidente es importante recordar que, entre Simon y yo, él tenía mucho más que perder. Si no hubiera podido rehabilitarlo, él habría pagado por mi fracaso con su vida, y habría terminado condenado a la muerte y a la eutanasia porque todos creían que era un caso insalvable.

Actualmente, a muchos meses ya de que filmamos el episodio, el dramático cambio de actitud de Simon es cada vez más fuerte. Su agresión se acabó, y ahora puede coexistir de manera segura en la compañía de cerdos, perros y muchos otros animales. Sandy continúa brindándoles albergue a shar-peis rescatados, e incluso adoptó al desamparado Sunshine de manera permanente porque él y Simon —un perro que llegó a odiar a otros perros—, ¡habían formado un vínculo inquebrantable!

Ése era el hermoso resultado que yo esperaba.

Una vez más, se hace evidente que un perro puede enseñarnos la forma en que la aceptación nos brinda una forma nueva, más equilibrada y tranquila de vivir.

⬤ Lección canina #8
CÓMO PRACTICAR LA ACEPTACIÓN

- ✓ Observa tus circunstancias y piensa, con mente abierta, en los eventos y comportamientos que te condujeron hasta donde te encuentras.
- ✓ Si continúas obteniendo resultados negativos, ya no repitas el mismo comportamiento.
- ✓ Si se te presenta una nueva y mejor manera de comportarte o de vivir, no luches contra ella, sólo ábrete y acéptala.
- ✓ Siempre trata de moverte hacia el equilibrio, no hacia el conflicto.
- ✓ Ten fe en algo más grande que tú mismo, ya sea el líder de tu manada, tu familia, tu misión en la vida, la Madre Naturaleza o tu Dios.

Epílogo

Los perros son leales, pacientes, valerosos,
indulgentes y capaces de entregar amor puro.
Virtudes que casi todos abandonan en su vida
por lo menos alguna vez.
—M. K. Clinton, *The Returns*

Justamente antes de terminar este libro regresé de mi segundo viaje importante a Asia, adonde fui para continuar educando a la gente respecto a los perros. La primera vez que estuve ahí, en 2014, sólo hice una gira de seminarios. En esta ocasión, además de ofrecer conferencias en Hong Kong, China continental, Tailandia y Singapur; también filmé una nueva serie televisiva llamada *Cesar's Recruit*. Se trata de un *reality show* en el que trabajé con personas que querían convertirse en adiestradores de perros. El objetivo era encontrar a mi nuevo aprendiz, a quien tal vez algún día llegue a ser conocido como "El encantador de perros" asiático.

Las muchas diferencias entre la cultura oriental y la occidental, resultan fascinantes para un chico originario de un país tercermundista como yo. Por principio de cuentas, el público asiático parece ser mucho más receptivo que las audiencias de Estados Unidos y Europa, al tipo de liderazgo apacible y autoritario que yo enseño. Durante miles de años la cultura asiática ha mostrado que el control, la disciplina, la lealtad, la tranquilidad y el respeto son sus valores fundamentales. Aunque la mayoría de la gente que asiste a mis seminarios en Asia ha tenido muy poca preparación respecto a cómo cuidar y conectarse con sus perros, suele entender inmediatamente lo que digo, y lo comprende de una manera más amplia que algunos de los públicos con los que he trabajado en Occidente.

La respuesta que he recibido por mi trabajo en Asia, es abrumadora. Allá, los dueños de los perros reportan resultados extraordinarios después de haber tomado mis seminarios, porque también aplican sus antiquísimos valores culturales en las relaciones que tienen con sus mascotas. Todo esto me hizo regresar a Estados Unidos lleno de optimismo respecto al futuro para los canes en Asia porque, aunque la adopción de los perros como mascotas por parte de la clase media sea un fenómeno relativamente nuevo, es obvio que la gente está ansiosa por recibir información positiva acerca de cómo cuidar y satisfacer a sus nuevos amigos cuadrúpedos.

Aunque muchas empresas asiáticas continúan usando a los perros como alimento, sigo creyendo que las culturas orientales coinciden perfectamente con quienes aman y aprecian a los perros como amigos, asistentes y acompañantes. Ciertas religiones orientales antiguas creen que Dios puso a los perros en la Tierra para enseñarnos y guiarnos. Otras creen que cuando una persona particularmente sagaz y valiosa muere, la última morada de encarnación para su alma es un perro, ya que son los seres más iluminados y sabios sobre la tierra. Y bueno, con todas las lecciones que he aprendido de ellos, nada de esto me parece descabellado. ¿Será posible que las antiguas civilizaciones del mundo asiático hayan intuido algo acerca del alma canina que las sociedades occidentales, que ya llevan tanto tiempo adorando a los perros, apenas hayan empezado a comprender?

Que un perro perdido te siga a casa, es señal de inminente riqueza.
—Proverbio chino

He aprendido mucho de la gente importante en mi vida. Mi abuelo me enseñó lo que era el respeto; mi madre me enseñó el amor incondicional; mis hijos me han enseñado la paciencia y el control; Jahira, mi prometida, me enseñó la confianza. Sin embargo, ahora puedo decir, sin temor a equivocarme, que las relaciones e interacciones que he tenido con los perros, es lo que ha permitido que cada una de esas lecciones cobre vida. Por otra parte, también hubo muchísimos otros perros en mi pasado que me transmitieron una sabiduría que ningún humano habría podido alcanzar. Una delicada doberman pinscher llamada Baby Girl, me enseñó lo que era la perseverancia cuando trabajé durante meses para ayudarla a superar el caso más debilitante de miedo que he visto. Gavin, un perro de Afganistán que buscaba bombas con el olfato y que desarrolló TEPT, me enseñó lo que significaba ser un héroe genuino y abnegado. Apollo, el rottweiler de mi hijo Andre, me enseñó sobre el poder curativo del juego y la energía delicada. Si Daddy y Junior no me hubieran mostrado el significado de la lealtad y el amor incondicional, yo jamás me habría convertido en el padre decidido y en el romántico prometido que soy ahora. Los perros me enseñaron a perseguir mis sueños, a desenamorarme y a volver a enamorarme, a lidiar con la decepción, a soportar la pérdida, a reír con desenfado, y a seguir adelante y perdonar.

Si regreso hasta mi niñez con Paloma, en el rancho de mi abuelo, pienso que los perros también me brindaron inspiración y una misión en la vida; y que me dieron la confianza y el valor para hacerle llegar mi mensaje al resto del mundo. Me siento infinitamente bendecido por trabajar con perros todos los días de mi vida porque, gracias a ello, las lecciones sólo siguen presentándose.

Y eso es genial porque creo que tengo mucho más que aprender. El cerebro humano es más complicado que el de los perros, y nuestro ego... bueno, a veces pienso que lidiar con él es el desafío más grande que Dios nos ha presentado. Al menos yo, como todos los demás humanos, sigo trabajando en ello.

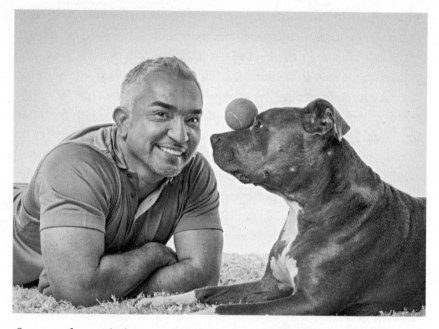

Soy muy afortunado de tener a mi lado a perros como Junior. Los perros con los que trabajo me imparten nuevas lecciones todos los días.

Aprender de los perros no me ha convertido en el hombre perfecto. Pregúntame si he tenido malas relaciones —románticas o de otro tipo—, y la respuesta será "sí, definitivamente". ¿Resulté ser el padre perfecto? No. ¿Crié a los hijos perfectos? Tampoco. Pero pregúntame si alguna vez crié a un perro perfecto y te diré que sí, y que lo hice en muchas ocasiones. El mérito, sin embargo, es de los mismos perros, porque ellos comienzan la vida con la perfección que otorga la sencillez, y si tan sólo les brindamos un lugar seguro y estructurado para que puedan llevar a la plenitud a ese ser que llevan dentro, su carácter se ocupará de sí mismo.

Los humanos no tenemos la ingenuidad ni la inocencia nata de los perros y, para colmo, sólo los seres más iluminados y espirituales llegarán a experimentar la pureza que significa vivir completamente en el momento presente. Sin embargo, aunque no podamos imitar a los perros por completo, los podemos recibir en nuestra vida y darles la bienvenida a sus puros y hermosos espíritus. La felicidad, la libertad y la sencillez que nos puede brindar el hecho de tener una conexión genuina con un perro, o con varios, son el obsequio más valioso que puede existir.

> *Los perros son eso que la gente sería*
> *si lo único que le interesara fuera lo importante.*
> —Ashly Lorenzana, autora

Ahora, vuelve a cerrar los ojos. Imagina conmigo que tu día termina así:

Regresas a casa dando saltitos después de un satisfactorio día de trabajo. En cuanto entras a tu hogar, tú y tus seres amados se reúnen como si no se hubieran visto en años, se abrazan, bailan, cantan y celebran, y con esto, afirman y confirman el aprecio y el amor incondicional que sienten los unos por los otros. Después de un poco de vigorosa recreación fuera de casa, y de una abundante cena, todos se recuestan en el jardín y se maravillan ante los aromas nocturnos, el canto de los grillos y las estrellas parpadeantes. Nadie habla pero se comunica mucho. No es necesario decir nada más.

Más tarde, todos se quedan dormidos, abrazados entre sí, exhaustos y agradecidos, sin preocupación, y sin dudar en absoluto que el día siguiente será tan mágico y gozoso como el que acaba de terminar.

Tu último sentimiento antes de que el sueño te envuelva, es de gratitud, porque te sientes bendecido de tener una vida tan rica y grata.

Estas sencillas y profundas lecciones que los perros pueden enseñarnos, son demasiado importantes para ignorarse.

Sólo necesitamos prestarles atención.

Ahora sal y, para parafrasear un dicho popular, ¡atrévete a ser la persona que tus perros creen que eres!

Notas

1 Bekoff, Marc y Jessica Pierce. "The Ethical Dog", *Scientific American*, marzo 1, 2010, www.scientificamerican.com/article/the-ethical-dog.

2 McConnell, Allen R. y otros. "Friends With Benefits: On the Positive Consequences of Pet Ownership", *Journal of Personality and Social Psychology* 101, no. 6, diciembre 2011, 1239-1252.

3 Hall, Sophie Susannah, Nancy R. Gee, y Daniel Simon Mills. "Children Reading to Dogs: a Systematic Review of Literature", *PLoS ONE*, febrero 22, 2016.

4 Brinke, Leanne ten, Dayna Stimson, y Dana R. Carney. "Some Evidence for Unconscious Lie Detection", *Psychological Science 25*, no. 5, mayo 1, 2014, 1098-1105

5 Hancock Jeffrey T., y otros. "On Lying and Being Lied to: A Linguistic Analysis of Deception in Computer-Mediated Communication", *Discourse Processes 45*, no. 1, 2007, 1-23, DOI: 10.108001638530701739181.

6 Takaoka, Akiko, y otros. "Do Dogs Follow Behavioral Cues from an Unreliable Human?, *Animal Cognition 18*, no. 2, marzo 2015, 475-83.

7 Lawler, K.A. y otros; "The Unique Effects of Fogiveness on Health: An Exploration of Pathways", *Journal of behavioral Medicine 28*, no. 2, abril 2005, 157-67.

8 Silve, Karine y Liliana de Sousa. " *'Canis Empathicus'?* A Proposal on Dogs' Capacity to Empathize With Humans", *Biology Letters 7*, no. 4, 2011, 489-92, DOI: 10.1098/rsbl.2011.0083.

9 Rabin, Nathan. "Redman", A.V. Club, abril 10, 2007.

10 Nagasawa, Miho, y otros. "Oxytocin-Gaze Positiv Loop and the Coevolution of Human-Dog Bons", *Science 358*, no. 6232, abril 17, 2015, 333-336.

11 Lindblad-Toh, K., y otros. "Genome Sequence, Comparative Analysis and Haplotype Structure of the Domestic Dog", *Nature* 438, no. 7069, diciembre 8, 2005, 803-819.

12 Citado en Scott P. Edwards "Man's Best Friend: Genes Connect Dogs and Humans", *Brain Work* (blog), DANA Foundation, marzo 2006, www.dana.org/Publications/Brainwork/Details.aspx?id=43592.

13 Simonet, P., M. Murphy, y A. Lance. "Laughing Dog: Vocalizations of Domestic Dogs During Play Encounters", *Animal Behavior Society Conference*, julio 14-18, Corvallis, Oregon.

14 Coren, Stanley. "Do Dogs Laugh?", *Psychology Today*, noviembre 22, 2009.

15 Siegel, J.M. "Stressful Life Events and Use of Physician Services Among the Elderly: The Moderating Role of Pet Ownership", *Journal of Personality and Social Psychology 58*, no. 6, 1990, 1081-1086.

16 Los beneficios de salud de esta lista se describen con mayor detalle en: Morrison, M.L. "Health Benefits of Animal-Assisted Interventions", *Complementary Health Practice Review* 12, no. 1, enero 2007, 51-62.

17 Khare, T. "Can Dogs Sniff Out Cancer?", *Dogs Naturally Magazine*, www.dogsnaturallymagazine.com/can-dogs-sniff-out-cancer.

18 Taverna, G., y otros. "Prostate Cancer Urine Detection Through Highly-Trained Dogs' Olfactory System: A Real Clinical Opportunity", *Journal of Urology* 191, no. 4, 2014, e546.

19 Parvini, Sarah. "No Charges for 'Dog Whisperer' Cesar Millan After Animal Cruelty Investigation", *Los Angeles Times*, abril 11, 2016.

20 University of Hertfordshire, "Self-Acceptance Could Be the Key to a Happier Life, Yet It's the Happy Habit Many People Practice Least", *Science Daily*, marzo 7, 2014, www.sciencedaily.com/releases/2014/03/140307111016.htm.

Medios de consulta

Lecturas adicionales

Animals Make us Human: Creating the Best Life for Animals,
De Temple Grandin y Catherine Johnson,
Houghton-Mifflin Harcourt, 2009

Are We Smart Enough to Know How Smart Animals Are?
De Frans de Waal
W.W. Norton and Company, 2016

Beyond Words: What Animals Think and Feel
De Carl Safina
Henry Holt and Company, 2015

The Emotional Lives of Animals: A Leading Scientist Explores Animal Joy, Sorrow, and Empathy —And Why They Matter
De Marc Bekoff
New World Library, 2007

The Genius of Dogs: How Dogs Are Smarter Than You Think
De Brian Hare y Vanessa Woods
Dutton, 2013

How Dogs Love Us: A Neuroscientist and His Adopted Dog Decode the Canine Brain
de Gregory Berns
Harvest, 2013

How to Speak Dog: Mastering the Art of Dog-Human Communication
De Stanley Coren
Free Press, 2000

Inside of a Dog: What Dogs See, Smell, and Know
De Alexandra Horowitz
Scribner, 2009

Rewilding Our Hearts: Building Pathways of Compassion and Coexistence
De Marc Bekoff
New World Library, 2014
When Elephants Weep: The Emotional Lives of Animals
De Jeffrey Moussaieff Masson y Susan McCarthy
Delacorte Press, 1995
Wild Justice: The Moral Lives of Animals
De Marc Bekoff y Jessica Pierce
University of Chicago Press, 2009

Organizaciones

• **Cesar's Way**

www.cesarsway.com

Sitio en línea de César Millán

• **Cesar Millan's Mutt-i-grees Program**

www.education.muttigrees.org

Mutt-i-grees se enfoca en la investigación sobre la resiliencia, el aprendizaje social y emocional, y la interacción humana-animal. Es una organización sin fines de lucro que incluye planes de clase y estrategias para involucrar a los estudiantes de manera activa y promover las competencias sociales y emocionales, los logros académicos; así como la concientización de lo necesario que son los albergues para mascotas.

• **Cesar Millan PACK Project: People in Action for Canines and Kindness**

www.millanpackproject.org

Organización sin fines de lucro dedicada a mejorar las vidas de los perros por medio de la reducción de la eutanasia, la sobrepoblación y el sufrimiento. También se enfoca en educar a los humanos para construir relaciones respetuosas y sanas con los perros. Juntos crearemos un mundo mejor para todos.

• **Dognition: Discovering the Genius in Your Dog**

www.dognition.com

Proyecto de investigación ciudadana dirigido por el doctor Brian Hare de la Universidad Duke y otros científicos, el cual incluye juegos y ejercicios para describir la original forma en que tu perro piensa, siente y resuelve problemas.

Agradecimientos

César Millán

Mi amor y mi gratitud más profundos a la mujer que se ganó mi corazón y que me apoya en todo lo que hago, Jahira Dar. Gracias, Bob Aniello, por hacer que este libro despegara y por sus constantes y sabios consejos en el trabajo y en la vida, y gracias, Melissa Jo Peltier, por participar en nuestro equipo con todo tu talento y dedicación. A mis hijos, Andre y Calvin Millán, gracias por enseñarme todos los días a ser un mejor padre y por hacer que me enorgullezca tanto de ambos. Gracias, por siempre, a mi amiga Jada Pinkett Smith, quien ha estado a mi lado a través de tantas cosas. Y, finalmente, gracias a Daddy, mi espíritu guardián, cuya extraordinaria vida y alma me han inspirado a convertir en palabras estos recuerdos, sentimientos e ideas.

Melissa Jo Peltier

Gracias a Bob Aniello y a Jon Bastian de Primal Intelligence por el profundo trabajo preliminar que prepararon para este libro. A Hilary Black de National Geographic Books, gracias por tu dedicación, diligencia, paciencia y perfeccionismo. Un grito a mi experto equipo legal, Shaliz Shadig, Domenic Romano y Miles Carlsen, y a mi amiga Carolyn Doyle Winter por sus inteligentes críticas y trabajo editorial. A Kay y Murray Sumner, gracias por su cálida amistad y su hospitalidad durante el proceso de escritura. Por supuesto, muchas gracias a César Millán: fue un encanto volver a trabajar contigo después de tanto tiempo. Mi eterna gratitud y amor al hombre que siempre me apoya: mi esposo, John Gray. Y a mi musa de cuatro patitas y "compañera de escritura", Frannie: ya más tarde te agradeceré con un paseo sin correa por el Hudson.

Acerca de los autores

César Millán

Estrella del programa *El encantador de perros con César Millán, Cesar 911*, y *Dog Nation* de WILD de Nat Geo. César Millán es el experto en comportamiento canino más solicitado del mundo. Es autor del libro *En encantador de perros*, que es parte de la lista del bestsellers de *New York Times*; así como de *El líder de la manada*, *¿Cómo criar al perro perfecto?*, *Uno más de la familia* y *Guía para un perro feliz*. Es el fundador del Centro de Psicología Canina, con base en Santa Clarita, California. Además de sus seminarios educativos y de su trabajo con perros inestable, César es fundador de Cesar's Way y del proyecto Cesar Millan PACK, una organización sin fines de lucro dedicada al rescate, rehabilitación y reinstalación en hogares de animales. Vive en Santa Clarita con su manada de seis perros y su prometida, Jahira.

Melissa Jo Peltier

Melisa Jo Peltier fue productora co-ejecutiva de la serie *El encantador de perros con César* Millán, de WILD de National Geographic, nominada al premio Emmy; y coautora, con el señor Millán, de cinco libros publicados anteriormente, y aparecidos en la lista de bestsellers del *New York Times*; y otros tres títulos de No ficción. También es ganadora del Emmy, escritora veterana para televisión y cine, directora y productora. Asimismo, cuenta con más de cincuenta premios nacionales e internacionales bajo su nombre. Su primera novela, *Reality Boulevard,* es sobre el negocio del entretenimiento, y *Kirkus Reviews* la consideró una de las "Mejores novelas independientes de 2013". Peltier vive en Nueva York con su esposo y con Frannie, una perrita pit bull mestiza que rescató.

Créditos
de las imágenes

**Fotografías por cortesía de Cesar's Way, Inc.,
excepto las que se indican:**

Portada, Jason Elias/Cesar's Way, Inc.; contraportada, Jason Elias/ Cesar's Way, Inc.; solapa posterior, Jason Elias/Cesar's Way, Inc.; 18, Jason Elias/Cesar's Way, Inc.; 34, Jason Elias/Cesar's Way, Inc.; 73, Christopher Ameruoso; 79, Everett Collection/Shutterstock.com; 107, Alo Ceballos/Getty Images; 118, Michael Kovac/Getty Images; 141, Mark Thiessen/personal de NG; 142, George Gomez/Cesar's Way, Inc.; 146, Neilson Barnard/Getty Images; 155, FOX/Getty Images; 176, NBC/ Getty Images; 184, Anthony Devlin/ PA Wire URN: 15865695 (Press Association vía AP Images); 185, Imagen cortesía de DrWeil.com, todos los derechos registrados; 196, Caleigh White Garcia/Cesar's Way, Inc.; 214, John Raphael Oliviera; 220, Jason Elias/Cesar's Way, Inc.

Lecciones de la manada de César Millán
se terminó de imprimir en julio de 2017
en los talleres de
Litográfica Ingramex, S.A. de C.V.
Centeno 162-1, Col. Granjas Esmeralda, C.P. 09810
Ciudad de México.